漢字脳活ひらめきパズルの実践で

脳を積極的に使い想起脳・認知脳を鍛えましょう

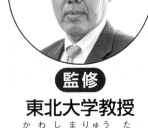

監修
東北大学教授
かわしまりゅうた
川島隆太

人間の脳は20歳をピークに
機能が低下していくといわれています。
脳の機能が極端に低下した状態が認知症です。

一方、いくつになっても
学習を継続することで脳の体積は増え、
神経細胞どうしのつながりも強化され、
脳の働きは活発化します。

川島隆太先生 プロフィール

1959年、千葉県生まれ。1985年、東北大学医学部卒業。同大学院医学研究科修了。医学博士。スウェーデン王国カロリンスカ研究所客員研究員、東北大学助手、同専任講師を経て、現在は東北大学教授として高次脳機能の解明研究を行う。脳のどの部分にどのような機能があるのかという「ブレイン・イメージング」研究の日本における第一人者。

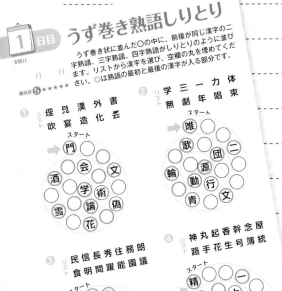

昔に習った国語や算数を再び学習すると、
「脳の司令塔」前頭前野の
ワーキングメモリ（作業記憶）を
強化できることがわかっています。

本書は、幼いころに学校で習った
読み書きの記憶が呼び起こされる
漢字パズルを厳選して収録。
過去の記憶を呼び戻す「想起力」が
向上するなど、
認知症の予防にも役立つはずです。

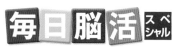

女優
宮崎 美子さん

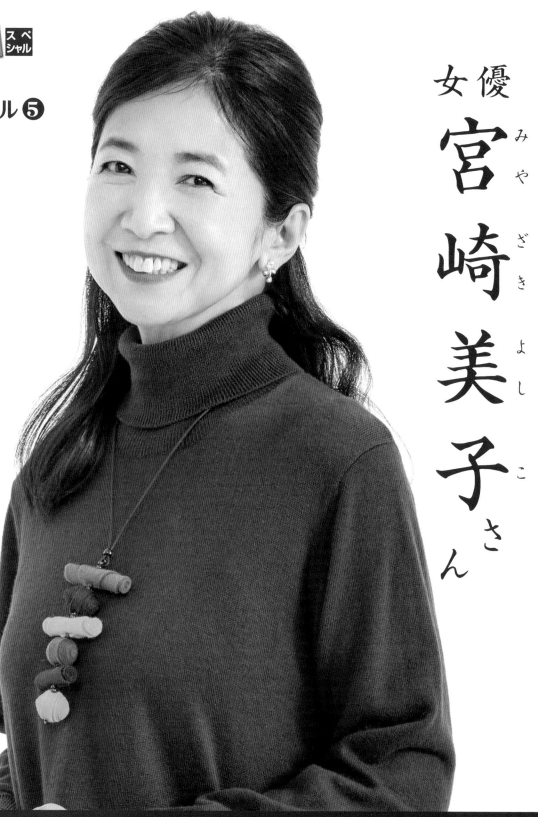

パズルもクイズ番組も
大人の楽しみ方で
取り組んでいます

正解したときの達成感や爽快感が
パズルやクイズの醍醐味です

『毎日脳活スペシャル 漢字脳活ひらめきパズル』には、私が出題する「漢字教養トリビアクイズ」に加え、「15種類30日分の漢字脳活パズル」が掲載されています。私も時間のあるときに、漢字脳活パズルに楽しく取り組んでいます。

こういうパズル形式の問題って、実はあまり得意ではないんです。なかなか答えが思い浮かばなくて、困ってしまうこともあります。

私は、数多くのクイズ番組に出演させていただいています。クイズ番組でも、漢字の問題はたくさん出題されますが、難しい漢字の読み書きなど、漢字の知識を競う問題は比較的よく解けます。

でも、例えば漢字がクルクル回転しながら少しずつできあがっていくような問題や、立体化した漢字を上下左右から見ていい当てる問題とか、そういうのがちょっと苦手なんです。最近、こうした映像系の問題がとても多くて、困ることも多いんですよ。

それに、クイズ番組って、問題を解くのに制限時間があるじゃないですか。例えば、「タイムショック」というクイズ番組をご存じの方もいらっしゃるでしょうけど、この番組では1問を5秒以内で答えなければならないんです。しかも、焦らせたり、緊張感をあおったりするような音楽が流れて。

確かに、こうしたスリルを味わうのも、クイズの楽しさの1つです。でも、自分のペースで、じっくりパズルに取り組むのも、また楽しいですよね。最初のうちは答えがわからなくても、時間をかけて考えるうちに「わかった！」ってひらめくことも、少なくないですから。じっくりあれこれ考えた結果、正解にたどりついたときの達成感や爽快感。こ

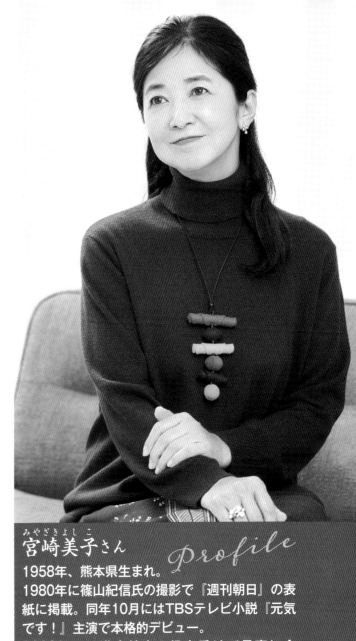

宮崎美子さん（みやざきよしこ）

profile

1958年、熊本県生まれ。
1980年に篠山紀信氏の撮影で『週刊朝日』の表紙に掲載。同年10月にはTBSテレビ小説『元気です！』主演で本格的デビュー。
2009年には漢字検定1級を受けて見事に合格。現在では映画やドラマ、バラエティ番組と幅広く活躍している。2020年にデビュー40周年を迎えた。

れこそ、パズルやクイズの醍醐味ではないでしょうか。

本書のような書籍なら、解答スピードを競うこともなければ、他人と競争することもなく、のんびりと楽しむことができます。それは大きな利点だと思います。もちろん、お友達や家族といっしょに、よーいドン！でやっても楽しいですよね。

どんなやり方でも楽しく取り組めるのが、パズルやクイズのいいところ。受験勉強じゃないんですから、肩ひじ張らずに、自分に合った取り組み方で、とにかく楽しむことが大事だと、私は思います。

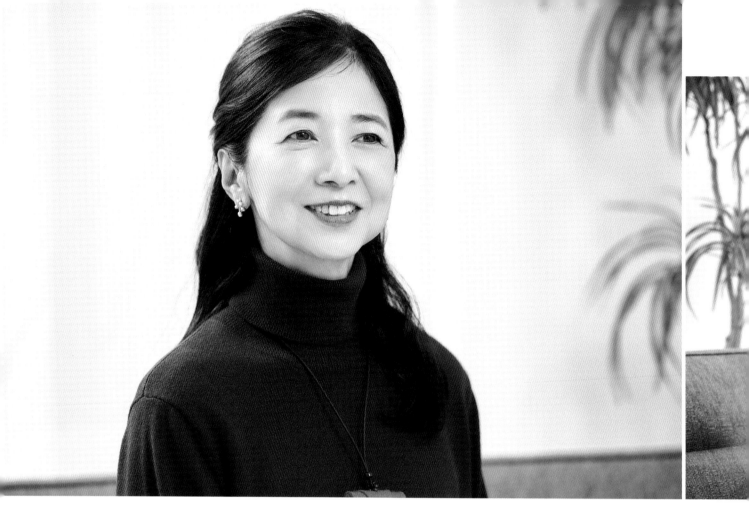

クイズのための勉強って
したことがないんです

「クイズの女王」って呼ばれることについてですか？いやあ勘弁してください（笑）。確かに、「クイズダービー」の時代からクイズ番組に出演しているので、長くやっていることは間違いないんですけどね。

ひと口にクイズといっても、内容や形式はさまざまですよね。じっくり考えて記述式で答えるものもあれば、とにかく解答のスピードを競うものもある。知識を問うもの、頭を柔らかくして答えるものなど。特に最近のクイズは多種多様です。

映像を見て答えるクイズは、やはり若い人のほうが得意のような気がしますね。先ほどもいったように、私は映像系のクイズは苦手なんですが、脳トレの一環だと思って前向きに取り組んでいます。

ただ、クイズのための勉強って、したことがないんですよ。苦手なものに対する対策と

いっても、ああいうのってどうすればいいんだろう……って思って。漢字検定1級の受検勉強が、結果的にクイズに役立っているというのはありますけど。

クイズのための勉強といえば、最近、芸能界でも「クイズ研究会」のようなものが盛んに行われています。私と同じ俳優の方やお笑い芸人さん、アイドルグループのメンバーなど、さまざまな分野の芸能人が参加しているようです。

研究会のメンバーは、定期的に集まって、お互いにクイズを出し合ったり、クイズ番組の出題傾向を研究したりしているようです。決してテレビ番組の企画でやっているわけではなく、純粋にクイズが好きだから集まって研究しているんですね。

最近のテレビのクイズは、東京大学の現役学生や卒業生など、比較的高学歴の方が活躍している影響があるのか、解答者がアスリート化して、「競技クイズ」ともいうべきものになっている気がします。映像をほんの一瞬

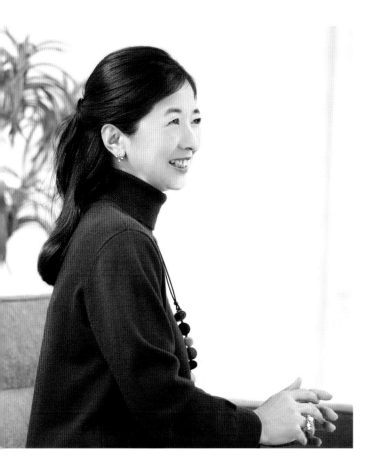

見ただけで正解するなんて、もう超人的な能力ですよね。芸能人は、そういう人たちと戦わなければいけないので、自然と対策を研究するようになってきたのだと思います。そりゃ、やるからには勝ちたいですよ。

長く生きてきた私たちには
経験という強みがあります

私もそういったクイズ研究会に誘われることがあるんですけど、参加はしていません。そこまでするのもなあ……と思って。

クイズを研究することが悪いといっているわけじゃないんですよ。そういうクイズの楽しみ方も、当然ありだと思います。

でも、私の場合は、自分の人生経験からクイズの解答を導き出すのが楽しいんです。「あの人は昔、こんなことをいっていたな」とか、「以前読んだ本に載っていたな」とか、そういった経験をもとに答えるのが、私にはいいかなって思います。

例えば、「鉞」っていう漢字があります。

読みは「まさかり」、つまり大型の斧のことです。こうした漢字も、単にクイズ対策で勉強したから読めるのではなくて、暮らしの中で自然とこの漢字が頭の中に入っていて、まさかりとはこんな形状でこうした使い道をするなど、すべてわかったうえで答える。そういうのが、かっこいいと思うんですよね。

単純な知識量や解答スピードは、どう対策したって東大出身の若い解答者にはかなわない。でも、長く生きてきた私たちには、それを補って余りある経験という強みがあるわけです。今から知識を詰め込むよりも、自分の経験の「余力」を使う。こういうのが、大人の楽しみ方なんじゃないかなって、個人的には思っています。

ただ、年齢を重ねると、どうしても「脳のどこかにしまってある知識が取り出しにくくなる」ということが出てきます。それでも、たとえ忘れていたことがあっても、「そうそう、そうだった！忘れてた！」って、もう一度新鮮な感覚で驚けます。これはこれで悪くないと思いますよ。

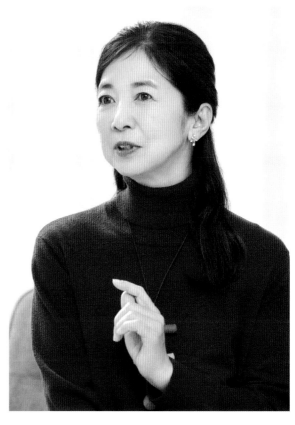

楽屋での会話が
役に立っています

　先ほどお話ししたように、クイズのための勉強はしたことがないんですけど、クイズに意外と役立っているのが、楽屋での会話なんです。

　テレビ局の楽屋って、いろいろな世代やジャンルの人が一堂に集まる場所です。そこでは、さまざまな内容の会話が交わされます。当然、自分の知らなかった種類の話も少なくありません。こうした話って、不思議と頭の片隅に残るんですよね。

　クイズで問題を聞いて、「あ、この話題、以前に楽屋で雑談していたときに聞いたことがある」って気づいて、見事に正解できたことも多いんです。クイズ番組では、こうした経験がものをいうと実感しています。

　このように、たまたま人から聞いた話や以前に読んだ本の知識が役に立ったときが、いちばんうれしく思いますね。「若い子には負けていないぞ」って（笑）。

印象に残る
名解答者たち

　長いことクイズ番組に出演しているので、実にたくさんの解答者の方と共演してきました。その中でも、特に印象に残っているのが、漫画家のはらたいらさんです。

　はらたいらさんは、「クイズダービー」で長くご活躍だったので、ご存じの方も多いのではないかなと思います。とても高い正答率を誇り、問題の解答力に応じてつけられる倍率は、いつも２～３倍程度と低く設定されていました。とにかく、知らないことはないんじゃないかと思えるぐらい博識でした。

　あるとき、誰も答えられなかった問題を難なく正解したはらたいらさんに尋ねたこ

撮影◎石原麻里絵(fort)
ヘアメイク◎岩出奈緒
スタイリスト◎坂能翠(エムドルフィン)
衣装協力◎ワンピース／ Pitchoune☎03-6427-9306　ネックレス／ TABASA☎03-6427-9306　パールリング、パールイヤリング／ともにPerlagione☎078-291-5088

とがあるんです。「どうしてわかったんですか？」って。そうしたら、涼しい顔で「先月号の『月刊住職』に出ていたから」っておっしゃったんです。

もちろん、はらたいらさんはお坊さんではありません。宗教関係のお仕事をしていらっしゃらないのに、こうした専門雑誌を購読しているのはすごいと思ったり、何より『月刊住職』をどうやって知ったのかしら？と驚いてみたり……。

はらたいらさんは漫画家で、新聞紙上で風刺漫画を長く手掛けてきたので、大変広くネタ集めをしているんだな、と感心しました。クイズのために勉強しているのではなく、仕事のために幅広く知識を吸収し、その余力でクイズに答えていらっしゃる。こういうのっていいな、と思います。

最近の方だと、同じ漫画家のやくみつるさ

ん。漫画やエッセイの執筆、コメンテーターとしてのテレビ出演など、とても広く活躍しています。その分、知識の幅もとても広く、クイズ番組でも無類の強さを誇ります。とてもマルチな才能をお持ちの方で、お会いするたびに刺激をいただいています。

やくみつるさんとは同い年なんです。クイズ番組「タイムショック」で共演したときは、仲よくベテランチームに入りました。「お互い頑張りましょう！」って励まし合いながらクイズ番組に出演しています。

名前をあげさせていただいたお二人のように、好奇心を閉じ込めないで自由に羽ばたかせている人って素敵ですよね。この本をお読みのみなさんも、ぜひ本書のクイズ・パズルやクイズ番組をきっかけにして、知識の海への航海に乗り出してください！

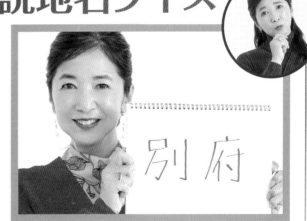

今月のおまけトリビア
私のふるさと熊本の難読地名クイズ

私のふるさと、熊本に存在する地名でトリビアクイズを作りました。毎号１つずつ紹介していきますのでお楽しみに！

今回紹介するのは、熊本県球磨郡にある「**別府**」。「べっぷ」じゃないですよ。がんばって答えてくださいね！

別府

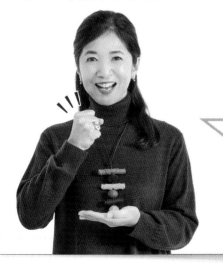

正解を発表します。「別府」と書いて「**びゅう**」と読みます。地元の人なら当然のように読めるんだけど、それ以外の人には難しいですよね。

この地域には「本別府」という地名もあり、こちらは「**もとんびゅう**」と読みます。ちなみに、地名ではなく人の苗字で「上別府」さんという方がいらして、「**うえんびゅう**」さんっておっしゃるんですって！

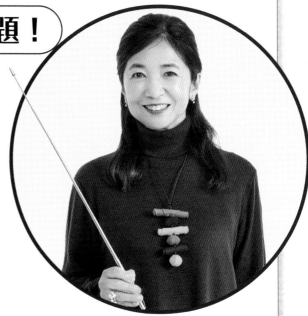

宮崎美子さんが出題！

漢字教養トリビアクイズ❺

　第5回を迎えた「漢字教養トリビアクイズ」。毎回お楽しみいただいていますでしょうか。肩肘（かたひじ、ですよ。意外に読むの難しいかも）張らずに取り組んでみてください。

　今回も、幅広く問題を取りそろえることができたかと思います。できれば、問題を解くことに加えて、解答として使われている言葉について、興味を持ってもらえたらうれしいです。例えば、「問題❶のこの路線にはどんな駅があるんだろう」「問題⓬の浅草にあった建物はどんな形で、いつごろまであったんだろう」など、興味を持った言葉はどんどん調べていけば、自分の世界がますます広がっていくと思いますよ。

宮崎美子さんが出題！漢字教養トリビアクイズ❺　目次

❶ 鉄道路線名クイズ …………………… 9

❷ 異体字クイズ ………………………… 10

❸ ものの数え方漢字クイズ ……… 10

❹ 時代小説に出てくる漢字クイズ 11

❺ 外来語漢字クイズ ………………… 11

❻ 間違えやすい漢字クイズ ……… 12

❼ 寺社の漢字読み方クイズ ……… 12

❽ 読めるけど書けない漢字クイズ 13

❾ 植物の漢字クイズ ………………… 13

❿ 近代文学作品読み方クイズ …… 14

⓫ ことわざ漢字クイズ……………… 14

⓬ 建物名に添える漢字クイズ…… 15

解答 …………………………………… 16

① 鉄道路線名クイズ

　各問にある鉄道の路線名は、起点と終点の名前（地名・駅名・律令国時代の旧国名など）から文字を1文字ずつ取って名づけられています。□を漢字で埋め、正しい路線名を完成させてください。

① □□（せんもう）本線

釧路市と網走市（ともに北海道）を結ぶ路線

② □□（うえつ）本線

羽後国（現在の秋田県）と越後国（現在の新潟県）を結ぶ路線

③ □□（すいぐん）線

水戸市（茨城県）と郡山市（福島県）を結ぶ路線

④ □□（きせい）本線

紀伊国（現在の和歌山県）と伊勢国（現在の三重県）を結ぶ路線

⑤ □□（はんわ）線

大阪市と和歌山市を結ぶ路線

⑥ □□（ばんたん）線

播磨国（現在の兵庫県姫路市）と但馬国（現在の兵庫県朝来市）を結ぶ路線

⑦ □□（いんび）線

因幡国（現在の鳥取県）と美作国（現在の岡山県）を結ぶ路線

⑧ □□（どさん）線

土佐国（現在の高知県）と讃岐国（現在の香川県）を結ぶ路線

⑨ □□（ちくひ）線

筑前国（現在の福岡県）と肥前国（現在の佐賀県）を結ぶ路線

⑩ □□（ひさつ）線

肥後国（現在の熊本県）と薩摩国（現在の鹿児島県）を結ぶ路線

> 　私の故郷である熊本では、今でも「熊本市電」という路面電車が走っています。いつまでも元気に走りつづけてほしいと思っています。

② 異体字クイズ

異体字とは、正字体（正規の書体）と読み方も意味も同じで形だけが違う漢字のことをいいます。例えば、正字体の「峰」に対して「峯」が異体字に当たります。各問の異体字を正字体に変換し、□に書き込んでください。

① 泪 ⇒ □   ⑤ 皈 ⇒ □

② 渕 ⇒ □   ⑥ 杢 ⇒ □

③ 華 ⇒ □   ⑦ 舘 ⇒ □

④ 竜 ⇒ □   ⑧ 裹 ⇒ □

③ ものの数え方漢字クイズ

日本には、特定のものだけを数えるための数え言葉があります。次の漢字は、どう数えるのが正しいか、ヒントから選んで答えてください。

① メザシ ⇒ 一 □

② 位牌 ⇒ 一 □

③ 魚 ⇒ 一 □

④ カップ ⇒ 一 □

⑤ キャベツ ⇒ 一 □

⑥ 箪笥 ⇒ 一 □

⑦ 三味線 ⇒ 一 □

⑧ グラウンド ⇒ 一 □

ヒント

玉　面　連　尾　棹

客　柱　挺

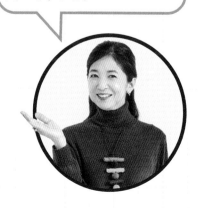

メザシとかキャベツとか、こうしたものの数え方の単位で姿や形が想像できるのが面白いですよね。

10

④ 時代小説に出てくる漢字クイズ

　時代小説や時代劇によく出てくる言葉を集めました。各問の言葉の読み方を答えてください。

① 兜 ⇒
② 伏奏 ⇒
③ 雪隠 ⇒
④ 鏑矢 ⇒
⑤ 留書 ⇒

⑥ 雪駄 ⇒
⑦ 法度 ⇒
⑧ 与力 ⇒
⑨ 手裏剣 ⇒
⑩ 烏帽子 ⇒

⑤ 外来語漢字クイズ

　各問にある文字は、外来語を漢字で表したものです。それぞれの読み方を、ヒントの中から選んで答えてください。

① 麦酒 ⇒
② 鳳梨 ⇒
③ 鬱金香 ⇒
④ 洋袴 ⇒

⑤ 乾蒸餅 ⇒
⑥ 自鳴琴 ⇒
⑦ 蕃爪樹 ⇒
⑧ 混凝土 ⇒

ヒント

コンクリート　ビール　ズボン

オルゴール　パパイヤ

パイナップル　ビスケット

チューリップ

この問題は難しいかな？でも「コンクリート」って、なんとなくわかりますよね～。

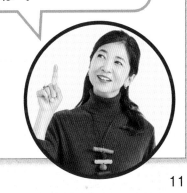

⑥ 間違えやすい漢字クイズ

形や使い方を迷いやすい漢字を集めました。各問、正しい漢字はAとBのどちらか答えてください。

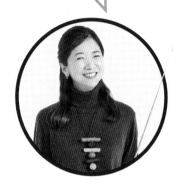

問題②など、一瞬どっちだったかわからなくなることってありませんか？　今はパソコンやスマホがきちっと変換してくれるから迷うこともないのかな。

① 親指の【つめ】　　　　　　A 瓜　B 爪

② ゴミを【す】てる　　　　　A 捨　B 拾

③ 悪の組織が【ほろ】びる　　A 滅　B 減

④ 【あわ】は雑穀の一種　　　A 栗　B 粟

⑤ 肝に【めい】じる　　　　　A 命　B 銘

⑥ 絶【たい】絶命　　　　　　A 体　B 対

⑦ 後を【た】たない　　　　　A 絶　B 立

⑧ 税金を【おさ】める　　　　A 収　B 納

⑦ 寺社の漢字読み方クイズ

全国の有名な寺社を集めました。正しい読み方をひらがなで記入してください。

① 金刀比羅宮(香川県)
⇒

② 戸隠神社(長野県)
⇒

③ 三十三間堂(京都府)
⇒

④ 榛名神社(群馬県)
⇒

⑤ 斑鳩寺(兵庫県)
⇒

⑥ 唐招提寺(奈良県)
⇒

⑦ 出雲大社(島根県)
⇒

⑧ 厳島神社(広島県)
⇒

⑨ 瑠璃光寺(山口県)
⇒

⑩ 観世音寺(福岡県)
⇒

❽ 読めるけど書けない漢字クイズ

「なんとなく読めるけど、いざ書くのは難しい」という言葉を集めました。ヒントから漢字を選んで、各問のカタカナを漢字で書いてください。間違えないよう正確に書き取りましょう。

① けいれん ⇒ ☐☐

⑤ はんらん（あふれる）⇒ ☐☐

② さくそう ⇒ ☐☐

⑥ まさつ ⇒ ☐☐

③ とき（鳥）⇒ ☐☐

⑦ ゆうれい ⇒ ☐☐

④ しゃふつ ⇒ ☐☐

⑧ ろうえい ⇒ ☐☐

ヒント 漏　擦　沸　痙　濫　綜　攣　摩
　　　　朱　洩　氾　霊　鷺　錯　幽　煮

❾ 植物の漢字クイズ

2文字で植物を表すことのできる漢字を集めました。ヒントの中の漢字を使って正しい名前を完成させてください。

① シダ ⇒ ☐☐

⑧ イタドリ ⇒ ☐☐

② ショウブ ⇒ ☐☐

⑨ ウド ⇒ ☐☐

③ スズラン ⇒ ☐☐

⑩ ドングリ ⇒ ☐☐

④ クチナシ ⇒ ☐☐

⑤ ヒョウタン ⇒ ☐☐

⑥ モミジ ⇒ ☐☐

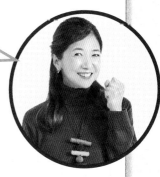

以前、高知県の牧野植物園にお邪魔して、係員の方にいろいろうかがいましたが、植物の漢字もスラスラ読みながら教えてくれました。さすがです。

⑦ コスモス ⇒ ☐☐

ヒント 虎　歯　秋　紅　梔　羊　蘭　瓢　鈴　杖
　　　　蒲　団　葉　独　箪　菖　桜　活　子　栗

⑩ 近代文学作品読み方クイズ

　各問、日本近代文学史上の代表作（カッコ内は作者名）が書かれています。作品名の読み方をひらがなで答えてください。

①『高野聖』(泉鏡花)　⇒ ☐

②『金色夜叉』(尾崎紅葉)⇒ ☐

③『不如帰』(徳冨蘆花)　⇒ ☐

④『濹東綺譚』(永井荷風)⇒ ☐

⑤『春琴抄』(谷崎潤一郎)⇒ ☐

⑥『蟹工船』(小林多喜二)⇒ ☐

⑦『天平の甍』(井上靖)　⇒ ☐

⑧『富嶽百景』(太宰治)　⇒ ☐

> 私は読書が大好きで、BS放送で読書情報番組の司会をしていた時期もありました。今でも私のYouTubeチャンネルで本を紹介しています。

⑪ ことわざ漢字クイズ

　ヒントの中から☐に当てはまる漢字を入れて、①～⑧のことわざを完成させてください。

① ☐る平家は久しからず

② 木で鼻を☐る

③ 流れに☐さす

④ 割れ鍋に☐じ蓋

⑤ ☐☐もえくぼ

⑥ 風が吹けば☐屋が儲かる

⑦ 馬鹿と☐は使いよう

⑧ 物言えば☐寒し秋の風

ヒント 痕　括　桶　棹　鋏
　　　　　痘　綴　唇　驕

⑫ 建物名に添える漢字クイズ

　建物の名前には「荘」「堂」「亭」などの漢字が使われることがあります。そうした漢字を集めたヒントの中から□に当てはまる漢字を入れて、①～⑫の建物名を完成させてください。

① **中尊寺金色**□（岩手県・中尊寺にある建築物）

② **新宿末広**□（東京都新宿区にある寄席）

③ **トキワ**□（昭和を代表する漫画家たちが若手時代に暮らしたアパート）

④ **凌雲**□（東京・浅草に存在した高層建築物）

⑤ **観潮**□（作家・森鷗外が家族とともに暮らした家）

⑥ **関口芭蕉**□（俳人・松尾芭蕉が住んでいた場所）

⑦ **孔子**□（儒教の創始者・孔子を祀った建物）

⑧ **正倉**□（聖武天皇の遺品をはじめとする宝物や東大寺の年中行事用の仏具を納めた建物）

⑨ **皇霊**□（皇居内にある、歴代の天皇や皇族を祀る建物）

⑩ **エッフェル**□（フランス・パリにある高さ300㍍の建物）

⑪ **日光東照**□（栃木県日光市の神社）

⑫ **斜陽**□（青森県にある作家・太宰治の生家）

ヒント	塔	館	楼	廟	亭	宮
	殿	庵	荘	院	堂	閣

漢字教養トリビアクイズ❺

❶ 鉄道路線名クイズ

①釧網本線、②羽越本線、③水郡線、④紀勢本線、⑤阪和線、⑥播但線、
⑦因美線、⑧土讃線、⑨筑肥線、⑩肥薩線

❷ 異体字クイズ

①涙、②淵、③花、④龍、⑤帰、⑥松、⑦館、⑧轟

❸ ものの数え方漢字クイズ

①一連、②一柱、③一尾（水揚げされた状態。生きている魚は「匹」で数える）、
④一客、⑤一玉、⑥一棹、⑦一挺、⑧一面

❹ 時代小説に出てくる漢字クイズ

①かぶと、②ふくそう（天子の御前にひれ伏して奏上すること）、③せっちん、
④かぶらや、⑤とめがき、⑥せった、⑦はっと、⑧よりき、⑨しゅりけん、
⑩えぼし

❺ 外来語漢字クイズ

①ビール、②パイナップル、③チューリップ、④ズボン、⑤ビスケット、
⑥オルゴール、⑦パパイヤ、⑧コンクリート

❻ 間違えやすい漢字クイズ

①B、②A、③A、④B、⑤B、⑥A、⑦A、⑧B

❼ 寺社の漢字読み方クイズ

①ことひらぐう、②とがくしじんじゃ、③さんじゅうさんげんどう、
④はるなじんじゃ、⑤いかるがでら、⑥とうしょうだいじ、
⑦いづもおおやしろ（一般的に「いづもたいしゃ」と呼ばれるが、「いづもおおや
しろ」が正式名称。ただし、島根県の出雲大社から分社した神社については「い
づもたいしゃ」と読む）、⑧いつくしまじんじゃ、⑨るりこうじ、⑩かんぜおんじ

❽ 読めるけど書けない漢字クイズ

①痙攣、②錯綜、③朱鷺、④煮沸、⑤氾濫、⑥摩擦、⑦幽霊、
⑧漏洩

❾ 植物の漢字クイズ

①羊歯、②菖蒲、③鈴蘭、④梔子、⑤瓢箪、⑥紅葉、⑦秋桜、⑧虎杖、⑨独活、⑩団栗

❿ 近代文学作品読み方クイズ

①こうやひじり、②こんじきやしゃ、③ほととぎす、④ぼくとうきだん、⑤しゅんきんしょう、⑥かにこうせん、⑦てんぴょうのいらか、⑧ふがくひゃっけい

⓫ ことわざ漢字クイズ

①驕(おご)る平家は久しからず　意味：思い上がった振る舞いをする者は長く栄えることはない。

②木で鼻を括(くく)る　意味：無愛想で人に取り合わないこと。

③流れに棹(さお)さす　意味：水の勢いに乗るように、物事が思いどおりに進行する。

④割れ鍋に綴(と)じ蓋　意味：どんな人にも、それにふさわしい伴侶があること。

⑤痘痕(あばた)もえくぼ　意味：恋する者の目には欠点までも長所に見える。

⑥風が吹けば桶(おけ)屋が儲かる　意味：巡り巡って思いがけない意外なところにも影響が出ること。

⑦馬鹿と鋏(はさみ)は使いよう　意味：愚か者でも、使い方しだいで役に立つことがある。

⑧物言えば唇(くちびる)寒し秋の風　意味：余計なことをいえば、そのためにかえって災いを招くということ。

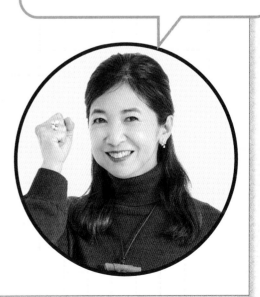

お疲れ様でした。今回はいかがでしたか？
　クイズって、問題を解くだけでなく、問題を作るのも頭の訓練になるんですって。ですから、読者の方だけでなく、私自身の脳活にもなっているんですよね。脳の元気を保つため、お互いに頑張りましょう！

⓬ 建物名に添える漢字クイズ

①堂、②亭、③荘、④閣、⑤楼、⑥庵、⑦廟、⑧院、⑨殿、⑩塔、⑪宮、⑫館

昔に習った国語や算数のドリルの実践で、脳はぐんぐん若返り記憶力も向上し物忘れが退きます

東北大学教授　川島隆太（かわしまりゅうた）

大人になってからの学習は脳を適度に刺激する

　小学生のとき、学校の授業で国語や算数を習ったことを覚えていると思います。国語では漢字の読み書き、算数では足し算・引き算など、今となれば、懐かしい思い出です。

　実は、大人になった今、幼いころに学校で習った国語や算数の問題が、脳にとっては「最高の教科書」となることがわかっています。

　私たちの脳には、かつて国語や算数を習ったという記憶が残っています。大人になって改めて取り組むことで、昔の学習記憶が呼び起こされ、それが脳への刺激となり、活性化してくるのです。

　脳の機能は、神経細胞のネットワークによって成り立っています。ネットワークが複雑に張りめぐらされているほど、高い機能を保持しています。

　脳の中に次々とネットワークが構築されていくと、脳の機能は向上します。ものを覚えるときに記憶しやすくなり、必要なときに記

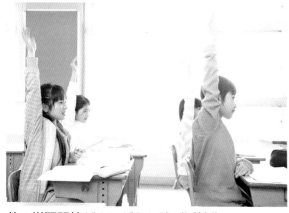

昔の学習記憶がよみがえり脳が活性化する

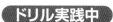
●トポグラフィ画像（脳血流測定）

安静時　**ドリル実践中**

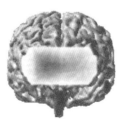 →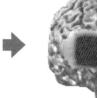

ドリルを実践する前の前頭前野の血流

赤い部分は脳の血流を表している。ドリルの試験中に血流が向上した

憶を引き出しやすくもなるのです。

脳の体積が増えてネットワークを形成

　脳の体積は大人になってからは変化しないように思われますが、学習によって増加します。体積が増えるのは、脳の前頭葉の「前頭前野」と呼ばれる部分です。

　人間の脳の大部分を占める大脳は、前頭葉、頭頂葉、側頭葉、後頭葉の4つの部分に分けられます。その中で学習や認知機能と深くかかわっているのが前頭葉の「前頭前野」です。

　学習によって脳の前頭前野の体積が増えることは、ネズミを使った安全な実験で確認されています。実験では、特に刺激のない普通のケージで暮らすネズミたちと、迷路や運動場所などで刺激を受けられるケージで暮らすネズミたちに分けました。その後、それぞれMRI（磁気共鳴画像診断）を使って、脳の体積を調べました。

　すると、刺激のある環境で暮らしたネズミ

脳の神経細胞の働き

脳全体にはおよそ1000億個の神経細胞があるといわれる。神経細胞には2種類のヒゲ（樹状突起と軸索）があり、別の神経細胞とつながり合って、複雑なネットワークを作っている。

数字や文字を使った問題に取り組むことで、脳の司令塔である「前頭前野」の体積が増えることが確かめられている。脳の神経細胞の活動を支える栄養分の量が増え、神経細胞間で情報を送り合う神経線維が長くなったり、枝分かれが増えたりして、より働きやすい脳に変化する。

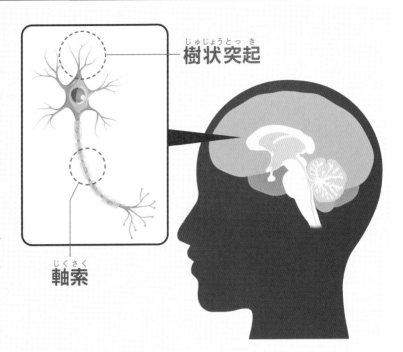

樹状突起（じゅじょうとっき）

軸索（じくさく）

たちは子供のときはもちろん、大人に成長してからも、脳の体積が増えていたのです。一方、刺激が少ない環境で暮らしたネズミたちは、大人になると脳の体積は増加しませんでした。

脳のどの領域が増えたのかを調べてみると、神経細胞の数は全く変化なし。神経細胞から情報を送る神経線維の1本1本が長くなり、枝分かれが無数に増えていました。つまり、脳に新たなネットワークが形成され、そのぶん、脳の体積が増えていたのです。

脳の前頭前野は記憶にかかわるだけでなく、思考力や意思決定、判断力、感情の制御、会話、意欲など、人間らしく生きていくうえで、重要な働きを担っています。前頭前野の機能が衰えるということは、生活の質（QOL）が低下することも意味します。

毎日継続することで脳が活性化する

日常生活において、加齢とともに衰えを感じはじめるのは、記憶力ではないでしょうか。

国語や算数の問題は、前頭前野の「ワーキングメモリ」（作業記憶）を強化することがわかっています。

ワーキングメモリとは、脳内で一時的に記憶を保存し、いつでも引き出せる状態にしておくこと。例えば、「電話をかけるために、一時的に電話番号を覚える」「人が話したことを覚え、後でノートに書き留める」などです。会話のさい、相手の言葉を聞いて、理解しながら受け答えをするときにも、ワーキングメモリは使われています。

ワーキングメモリは日常生活を支える重要な能力です。そのワーキングメモリを鍛えるには、毎日継続して国語や算数の脳トレーニングを行うことが大切。同じことを続けても飽きるので、毎日違う問題を解くことも重要です。

本書は、毎日違った漢字の問題を解く構成となっています。飽きずに毎日続けられ、制限時間内に解こうとすることで脳にプレッシャーを与えることができ、達成感も得られやすくなっています。

国語や算数のドリルを行えば
脳の血流を高めて記憶力や想起力の向上に役立つとわかりました

国語や算数の問題で
脳の前頭前野が活性化

　幼いころに学んだ国語や算数の問題を解くことは、脳の若返りにつながります。

　昔に「習った」「覚えた」「考えた」という記憶は脳に残っており、学びやすいしくみがすでに頭の中でできあがっています。今、国語や算数に取り組むと、昔の記憶が呼び起こされ、それが刺激となって、脳がイキイキと働きだすのです。

　具体的には計算するのが速くなったり、記憶力や想起力が高まったりします。想起力とは、過去の記憶を思い出す力のこと。1週間前にレストランで食べたメニューを、記憶をたどって思い出すのも想起力によるものです。

　国語や算数の問題を解くと、脳の司令塔である前頭前野が活性化します。前頭前野は記憶力や想起力のほか、注意力や判断力、空間認知力などもつかさどっています。

● 漢字系ドリルの脳活動

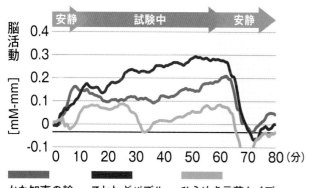

出典：漢字系脳ドリルの脳活動「脳血流量を活用した脳トレドリルの評価」より

　前頭前野の働きが活性化すると、物忘れが減ったり、会話の中で「アレ」「ソレ」といった言葉を使ったりすることも少なくなってきます。約束を忘れてしまったなどのうっかりミスや、間違った判断をすることも減少。地図を正確に見て、交通機関の乗り継ぎなども、スムーズにできるようになるのです。

ドリルを解くと
前頭前野の血流が向上

　本書に収録するドリルは、一般の方を対象とした安全な試験によって、脳の前頭前野が活性化することが確認されています。

　試験では、前頭前野の活性度を調べるために「NIRS（ニルス）」（近赤外分光分析法）という機器を使用しました。NIRSは、太陽光にも含まれる光を使って、前頭前野の血流を測定できる、安全で信頼性の高い検査機器です。

　前頭前野の血流が増えていれば、活性化していると解釈できます。血流に変化がなかったり、減少したりしていれば、前頭前野は活性化していないことを意味します。

　NIRSを使った脳ドリルの試験は2020年12月、新型コロナウイルスの感染対策を施したうえで実施しました。試験の参加者は、60〜70代の男女40人。全員、脳の状態は健康そのもので、脳出血や脳梗塞（こうそく）など、脳の病気の既往歴もありません。

　試験に使ったのは「漢字」「計算」「言葉」「論理」「知識」「記憶」「変わり系」の7系統、計33種類の脳ドリル。どのドリルも頭を使っ

●ドリル別の脳活動の変化

出典：「脳血液量を活用した脳トレドリルの評価」より

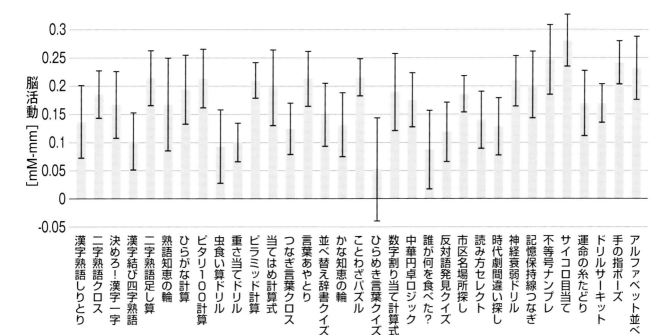

縦軸：脳活動 [mM·mm]

横軸（右から左）：
アルファベット並べ／手の指ポーズ／ドリルサーキット／運命の糸たどり／サイコロ目当て／不等号ナンプレ／記憶保持線つなぎ／神経衰弱ドリル／時代劇間違い探し／読み方セレクト／市区名場所探し／反対語発見クイズ／誰が何を食べた？／中華円卓ロジック／数字割り当て計算式／ひらめき言葉クイズ／ことわざパズル／かな知恵の輪／並べ替え辞書クイズ／言葉あやとり／つなぎ言葉クロス／当てはめ計算式／ピラミッド計算／重さ当てドリル／虫食い算ドリル／ピタリ100計算／ひらがな計算／熟語知恵の輪／二字熟語足し算／漢字結び四字熟語／決めろ！漢字一字／二字熟語クロス／漢字熟語しりとり

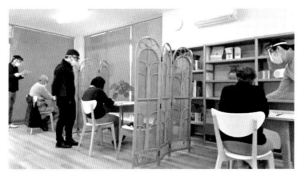

脳ドリルの試験のようす

て楽しく解けるものばかりです。

中には幼いころに習った漢字や四字熟語、ことわざや慣用句など、国語に関する問題もあります。足し算や引き算など、算数の問題もあります。解いていくうちに、昔の学習記憶がよみがえり、懐かしく思うこともあるでしょう。

試験では、全33種類の脳ドリルを全員で分担し、1人当たり15種類の問題を解いてもらいました。NIRSで調べた結果、参加者のみなさん全員、安静時と比較して、前頭前野の血流が促されていました。

国語や算数の問題をはじめとしたすべてのドリルが、前頭前野の血流を高めて、活性化させることが確認されたのです。全33種類中、27種ものドリルが前頭前野の血流を顕著に促進させたことも判明しました。

達成感が得られて毎日解きたくなる

本書には、試験で検証したものと同種のドリルの中から、漢字系のパズル問題を厳選して収録しています。

実際にパズルを解くさいに意識してほしいのは、間違えることを気にしないこと。正解にこだわり、じっくり考えるよりも、間違いを気にせずにできるだけ速く解いていくほうが、前頭前野が活性化します。

30日間、毎日異なるパズルを実践でき、飽きずに取り組めることで、認知機能の向上が大いに期待できます。また、制限時間内に解こうとすることで、脳にプレッシャーを与え、働きをよくする効果もあります。

漢字パズルをやり遂げたときの達成感は絶大。達成感が得られると、脳では快感を生み出す神経伝達物質が分泌され、意欲と喜びに満ちてきます。それも脳の活性化に役立つのです。

毎日脳活 スペシャル 漢字脳活ひらめきパズルの 効果を高めるポイント

ポイント① 毎日続けることが大切

「継続は力なり」という言葉がありますが、ドリルは毎日実践することで、脳が活性化していきます。2〜3日に1度など、たまにやる程度では効果は現れません。また、続けていても途中でやめると、せっかく若返った脳がもとに戻ってしまいます。毎日の日課として、習慣化するのが、脳を元気にするコツだと心得てください。

ポイント② 1日2ページ、朝食後の午前中に

1日のうちで脳が最も働くのが午前中です。できるかぎり、午前中に取り組みましょう。一度に多くのドリルをやる必要はなく、1日2ページでOK。短い時間で集中して全力を出し切ることで、脳の機能は向上していくのです。また、空腹の状態では、脳はエネルギー不足。朝ご飯をしっかり食べてから行いましょう。

ポイント③ できるかぎり静かな環境で

静かな環境で取り組むことがポイントです。集中しやすく、脳の働きもよくなります。テレビを見ながらや、ラジオや音楽を聴きながらやっても、集中できずに脳を鍛えられないことがわかっています。周囲が騒がしくて気が散る場合は、耳栓を使うといいでしょう。

ポイント④ 制限時間を設けるなど目標を決めて取り組む

目標を決めると、やる気が出てきます。本書では、年代別に制限時間を設けていますが、それより少し短いタイムを目標にするのもいいでしょう。解く速度を落とさずに、正解率を高めていくのもおすすめです。1ヵ月間連続して実践するのも、立派な目標です。目標を達成したら、自分にご褒美をあげると、さらに意欲も出てきます。

ポイント⑤ 家族や友人といっしょに実践する

家族や友人といっしょに取り組むのもおすすめです。競争するなどゲーム感覚で実践すると、さらに楽しくなるはずです。何よりも、「脳を鍛える」という同じ目的を持つ仲間と実践することは、とてもやりがいがあります。脳ドリルの後、お茶でも飲みながらコミュニケーションを取ることも、脳の若返りに役立つはずです。

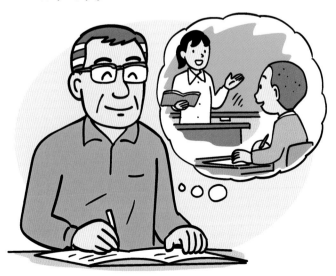

大人気脳トレ「漢字パズル」15

記憶力・認知力アップ

問題を手がかりに一時的に覚える「短期記憶」と子供のころに習った漢字など「思い出す力」を鍛えます。

- 2・17日目 漢字使い分けドリル
- 7・22日目 熟語駅伝
- 9・24日目 漢字仲間はずれ
- 12・27日目 ひらがな結び

ひらがな結び

ヒント
カードゲーム

フ	な	キ	メ
タ	マ	オ	ヒ
だ	バ	ア	ふ
ン	プ	は	ボ

注意力・集中力アップ

指示どおりの文字を探したり、浮かび上がった図形から文字を読み取ったりするなど、注意力・集中力が磨かれます。

- 1・16日目 うず巻き熟語しりとり
- 5・20日目 熟語知恵の輪
- 11・26日目 漢字しりとり迷路
- 15・30日目 熟語ルーレット

熟語知恵の輪

① 答え 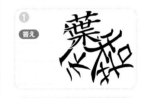　② 答え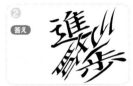

③ 答え 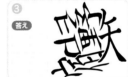　④ 答え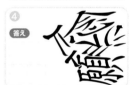

直感力アップ

知識や経験を総動員して、素早く決断を下したり行動に移したりする力が身につきます。

- 3・18日目 4ヒント四字熟語
- 6・21日目 漢字スケルトン
- 10・25日目 熟語1/4ピース
- 13・28日目 ズバリ熟語

熟語1/4ピース

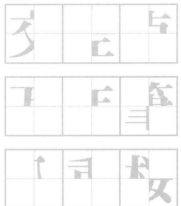

思考力・想起力アップ

論理的に考える問題や推理しながら答えを導く問題で、考える力を磨き、頭の回転力アップが期待できます。

- 4・19日目 漢字セレクト
- 8・23日目 同音異義語クイズ
- 14・29日目 二字熟語クロス

同音異義語クイズ

❶ 仕事のミスで 言及・減給 処分を受けた。

❷ 有酸素運動で 心肺・心配 機能を高める。

❸ 車の車体に5ｾﾝﾁ 程度・低度 のキズがある。

23

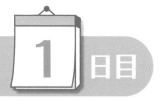

1日目 うず巻き熟語しりとり

実践日

月　日

難易度 **5** ★★★★★

うず巻き状に並んだ○の中に、前後が同じ漢字の二字熟語、三字熟語、四字熟語がしりとりのように並びます。リストから漢字を選び、空欄の丸を埋めてください。◎は熟語の最初と最後の漢字が入る部分です。

❶

リスト　理　見　漢　外　書
　　　　吹　宴　造　化　芸

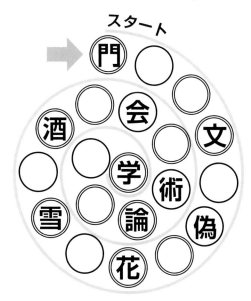

❷

リスト　学　三　一　力　体
　　　　無　劇　年　唱　束

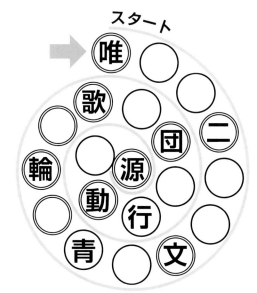

❸

リスト　民　信　長　秀　住　務　朗
　　　　食　明　間　躍　能　園　議

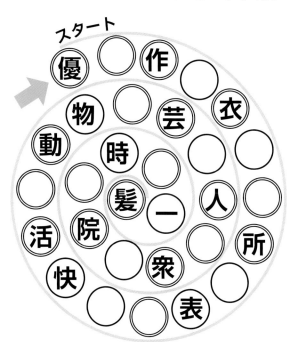

❹

リスト　神　丸　起　香　幹　念　屋
　　　　路　手　花　生　号　簿　統

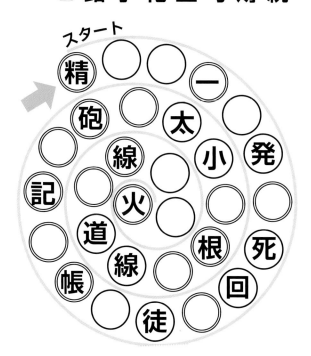

側頭葉を活性化!

解答欄がうず巻き状になっている中で熟語を並べるため、注意力の向上が期待できます。また、脳の言語中枢である側頭葉が活性化し、想像力や想起力も磨かれます。

目標時間

50代まで	60代	70代以上
20分	35分	40分

正答数　　　　　　かかった時間

／8問　　　　分

❺ リスト　仏 療 想 典 天　徒 科 固 中 観

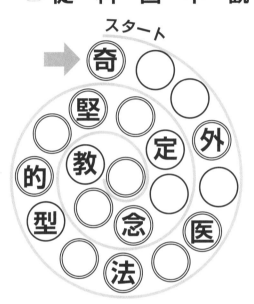

❻ リスト　免 感 罪 革 致　傷 場 量 業 運

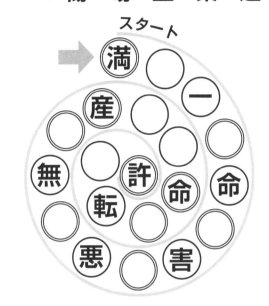

❼ リスト　目 難 落 原 自 星 気　大 立 倒 単 理 末 途

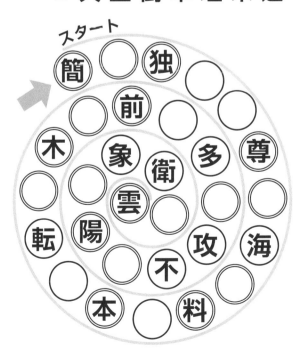

❽ リスト　避 辞 面 陳 風 代 着　駄 裏 体 実 練 耳 灯

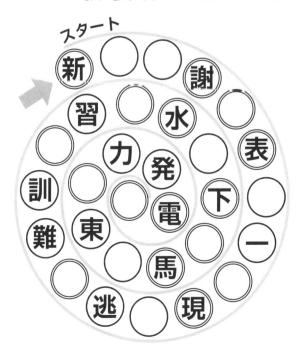

※解答は84ページをご覧ください

漢字使い分けドリル

各問、ひらがなで書かれた動詞を⒜と⒝の各文にある空欄部分に入れ、文の意味合いを考えたうえで、ひらがなを漢字に変換し、その漢字1字を空欄に書き入れてください。⒜と⒝に入る漢字は違います。

① あてる

⒜ 胸に手を□てる

⒝ 財源に□てる

答え ⒜ □　⒝ □

⑤ かする

⒜ ペナルティーを□する

⒝ 兵役義務を□する

答え ⒜ □　⒝ □

② おりる

⒜ 山から□りる

⒝ 主役を□りる

答え ⒜ □　⒝ □

⑥ あらわす

⒜ 敬意を□す

⒝ 自伝を□す

答え ⒜ □　⒝ □

③ こたえる

⒜ 観客の期待に□える

⒝ 先生の質問に□える

答え ⒜ □　⒝ □

⑦ あやまる

⒜ ハンドル操作を□る

⒝ 非礼を□る

答え ⒜ □　⒝ □

④ しめる

⒜ ネクタイを□める

⒝ 市場の半分を□める

答え ⒜ □　⒝ □

⑧ さす

⒜ ケーキにナイフを□す

⒝ 雨で傘を□す

答え ⒜ □　⒝ □

側頭葉を刺激し記憶力を鍛える!

問題文をよく読んで文脈を理解し、適切な漢字を選ぶ必要があるため、言語力をつかさどる側頭葉が刺激されます。それに伴い、記憶力や想起力も鍛えられると考えられます。

目標時間

50代まで	60代	70代以上
15分	25分	30分

正答数　　　　　　かかった時間

／16問　　　分

---

⑨ おか**す**

Ⓐ 罪を□す

Ⓑ 学問の自由を□す

答え Ⓐ □　　Ⓑ □

---

⑩ おさ**める**

Ⓐ 怒りを□める

Ⓑ 品物を□める

答え Ⓐ □　　Ⓑ □

---

⑪ み**る**

Ⓐ 人を□る目がある

Ⓑ 急病の患者を□る

答え Ⓐ □　　Ⓑ □

---

⑫ さが**す**

Ⓐ 宝物を□す

Ⓑ 迷子を□す

答え Ⓐ □　　Ⓑ □

---

⑬ な**く**

Ⓐ 赤ん坊が大声で□く

Ⓑ 夜に□く動物

答え Ⓐ □　　Ⓑ □

---

⑭ ととの**える**

Ⓐ 身なりを□える

Ⓑ 娘の婚礼道具を□える

答え Ⓐ □　　Ⓑ □

---

⑮ いた**む**

Ⓐ 古傷が□む

Ⓑ 台風で家が□む

答え Ⓐ □　　Ⓑ □

---

⑯ めい**じる**

Ⓐ 部下に用事を□じる

Ⓑ 失敗を肝に□じる

答え Ⓐ □　　Ⓑ □

4ヒント四字熟語

3日目

実践日　　月　日

難易度 ④ ★★★★☆

4つのヒントから、漢字4字でできた言葉を推理して解答欄に記入してください。ヒントのうち、①～③は漢字1文字、もしくは2文字のヒント、④は言葉全体のヒントになっています。

①
① 2文字めの音読みは「ケン」
② 3文字めは「●しん也」「劇●四季」
③ 4文字めが名前の末尾につく女性が多い
④ 十五夜のお供え物

答え

②
① 1文字めには漢数字が入る
② 3文字めは「政府高●」「●公庁」
③ 4文字めの反対語は「男」
④ ひな人形の上から2段め

答え

③
① 1文字めは「仁●礼智信」
② 3文字めは「二度●えて一度叱れ」
③ 4文字めの訓読みは「はぐく（む）」
④ 全部で9年

答え

④
① 1文字めの訓読みは「なお（す）」
② 2文字めの意味は「弓を放つ」
③ 4文字めは「●と影」
④ 春から夏はサングラスで防ごう

答え

⑤
① 1文字めと3文字めは同じ漢字が入る
② 2文字めは「いとへん」に「あ（う）」
③ 4文字めが達者なら何歳になっても歩ける
④ あこがれの田舎暮らし

答え

⑥
① 1文字めの訓読みは「ひら」「たいら」
② 2文字めは人が住む場所
③ 4文字めは「●るに落ちる」
④ 祇園精舎の鐘の声

答え

⑦
① 1文字めは「判●を言い渡す」
② 2文字めは「感謝の●を表する」
③ 4文字めの反対語は「暗」
④ 必ずやりとげる

答え

⑧
① 1文字めは「出●口」「単刀直●」
② 2文字めの反対語は「教」
③ 3文字めは「ごんべん」に「しき」
④ 受験勉強が必要

答え

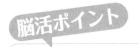

言語をつかさどる側頭葉が活性化

 目標時間

50代まで	60代	70代以上
15分	25分	30分

正答数　　　　　かかった時間

各問に提示された4つのヒントから漢字を連想し、その漢字を組み合わせてできる四字熟語を推理することで言語をつかさどる側頭葉が活性化し、直感力や発想力、識別力を鍛える効果が見込めます。

/16問　　　分

⑨
①2文字めを数える単位は「1冊、2冊」
②3文字めは長く並ぶこと
③4文字めは英語でアイランド
④北海道・本州・四国・九州

答え

⑩
①1文字めの意味は「横切る」
②2文字めは「学校に●う」「電車が●る」
③3文字めの反対語は「危」
④手を挙げて渡ろう

答え

⑪
①1文字めの反対語は「低」
②2文字めは「●舎」「学●」
③4文字めは英語でボール
④甲子園球場

答え

⑫
①2文字めは「いつやるの？●でしょ！」
②3文字めは太陽が昇る方角
③4文字めは3文字めと逆の方角
④過去から現在、あらゆる場所

答え

⑬
①1文字めの訓読みは「よ」
②2文字めは「業●」「限●」
③4文字めには日本という意味もある
④戦争がない世の中を望む

答え

⑭
①1文字めは口の中に口
②2文字めは「物語には起承●結が大切」
③3文字めの訓読みは「ことぶき」
④小皿に乗ってグルグル

答え

⑮
①1文字めには漢数字が入る
②2文字めは「子供●屋」「医学●」
③3文字めと4文字めは互いに反対語
④すべてのこと・もの

答え

⑯
①1文字めは「部」の下、「係」の上
②3文字めは「さんずい」に「した」
③4文字めは「食指が●く」
④ホームルーム、生徒会、クラブ

答え

漢字セレクト

実践日

月　日

難易度❺★★★★★

各問には、ある二字熟語の説明が書かれています。その二字熟語が何かを答えてください。このドリルで答えに用いる漢字は、下記のリストの中にすべてあります。2度使うものやダミーの漢字はありません。

① 長い年月のひと区切り
答え

② 物事の進む順序
答え

③ 相手がいないほど強い
答え

④ 目で見える範囲
答え

⑤ 思い出として残したもの
答え

⑥ 安定して人気のある商品
答え

⑦ 品物を並べて人に見せる
答え

⑧ 油断して失敗する
答え

⑨ 空のようす
答え

⑩ ありふれている
答え

⑪ 機械などを動かす
答え

⑫ 神社の入り口にある門
答え

⑬ 親を大切にする
答え

⑭ 人に逆らわず素直なようす
答え

①〜⑭のリスト

敵　気　順　時　定　操　野　従　行　覚
階　念　展　平　示　代　作　不　鳥　段
凡　無　記　天　番　孝　居　視

30

解答　①時代、②順序、③無敵、④視野、⑤記念、⑥定番、⑦展示、⑧不覚、⑨天気、⑩平凡、⑪操作、⑫鳥居、⑬孝行、⑭従順

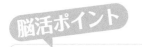
思考力や洞察力を強化！

 目標時間

50代まで	60代	70代以上
20分	30分	40分

正答数　　　　　　かかった時間

　各問の説明文から、それがどんな二字熟語かを推理する過程で思考力や洞察力が大いに強化されます。同時に、二字熟語を思い出し、解答するための想起力や言語力もアップします。

／28問　　　　分

⑮ ムダをなくして切り詰める
答え

⑯ 健康な状態の体温
答え

⑰ 主に二人組で人を笑わせる演芸
答え

⑱ 物と物がくっつき合う
答え

⑲ 耳で音や声を聞き分ける
答え

⑳ こうなってほしいと願う
答え

㉑ 人の手が加わっていないいさま
答え

㉒ 自宅と仕事場の往復
答え

㉓ 外出して家にいない
答え

㉔ 役所や団体に勤めている人
答え

㉕ 発明者に与えられる独占使用権
答え

㉖ 本当の気持ち
答え

㉗ 柔道の団体戦で最後に戦う人
答え

㉘ 鉄を引きつける性質を持つ
答え

⑮〜㉘のリスト

熱	将	特	漫	磁	覚	天	望	石	約
大	真	才	守	聴	員	着	職	然	節
留	付	勤	意	希	通	許	平		

解答 ⑮節約、⑯平熱、⑰漫才、⑱付着、⑲聴覚、⑳希望、㉑天然、㉒通勤、㉓留守、㉔職員、㉕特許、㉖真意、㉗大将、㉘磁石

31

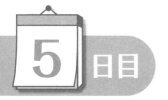

熟語知恵の輪

実践日

月　日

難易度 **3** ★★★☆☆

各問、文字の大きさや、向きを変化させた漢字４つが、バラバラに提示されています。その４つの漢字をそれぞれ１回ずつすべて使って、日常的によく使われる二字熟語を２つ作ってください。答えは順不同です。

①
答え

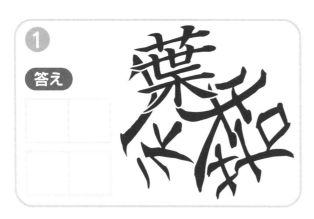

②
答え

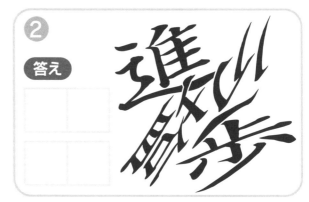

③
答え

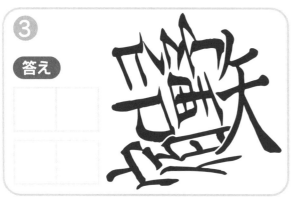

④
答え

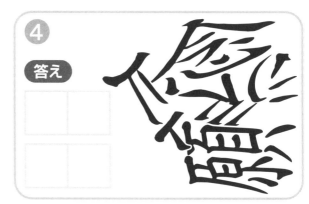

⑤
答え

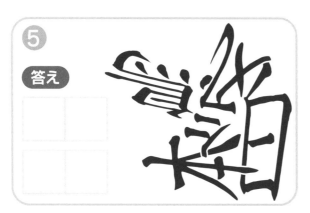

⑥
答え

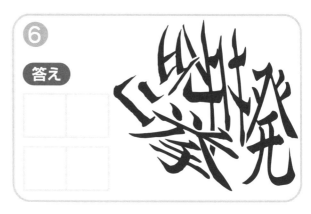

⑦
答え

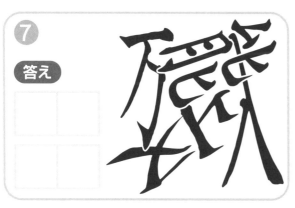

⑧
答え

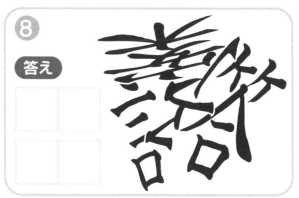

32　**解答**　①材木・新芽　②運歩・進歩　③矢印・野獣　④立正・念願、⑤日目・本気　⑥発揮・列車　⑦収入・万能　⑧発案・予言

想起力と識別力を磨く

4つの漢字が、あたかも知恵の輪のように組み合わさっているので、それを解きほぐす識別力と、新たに組み合わせて二字熟語を考える想起力や発想力が同時に鍛えられます。

⑨ 答え

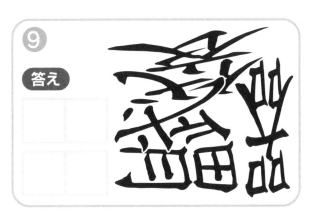

⑩ 答え

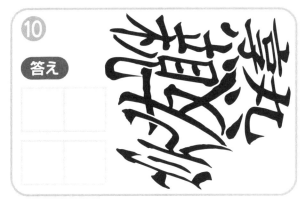

⑪ 答え

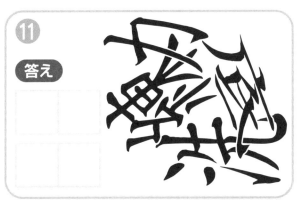

⑫ 答え

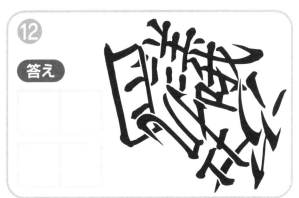

⑬ 答え

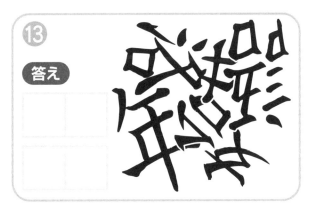

⑭ 答え

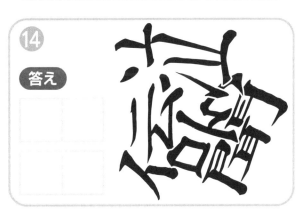

⑮ 答え

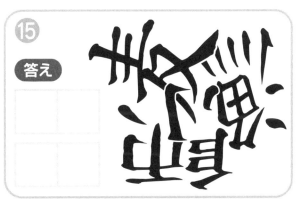

⑯ 答え

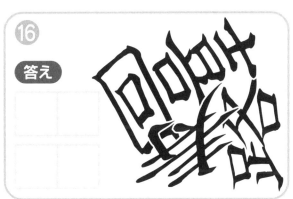

解答 ⑨資格・武器、⑩元銭・親友、⑪洋裁・居所、⑫目方・抗議、⑬台所・省略、⑭病院・白間、⑮海街・少年、⑯書簡・回路

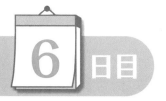

6 日目 漢字スケルトン

実践日

月　日

難易度 3 ★★★☆☆

各問のリストにある二字熟語、三字熟語、四字熟語が共通の漢字でそれぞれつながるように各問のマスに入れていってください。1つだけ余った熟語が答えになります。

① 答え

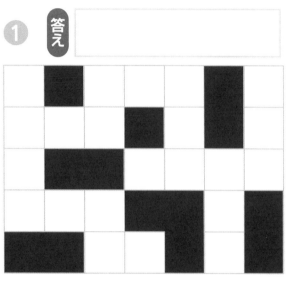

リスト
症状　病欠　射的　欠陥
無防備　群青色　症候群
年賀状　日射病　兼六園
生年月日　才色兼備

② 答え

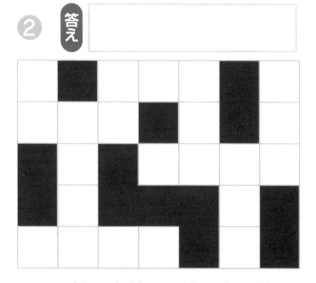

リスト
異性　衣装　正統　寿退社
異業種　神無月　統一性
種子島　一生懸命
救命胴衣　厳島神社

③ 答え

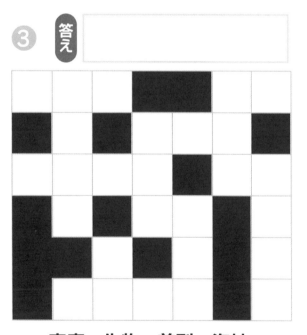

リスト
寄席　生物　差別　海外
別行動　寄宿生　無期限
温泉宿　下宿生　温度差
期間限定　制限速度
課外活動　物価指数

④ 答え

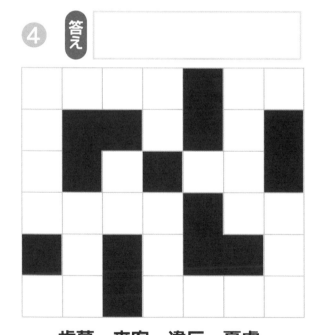

リスト
歳暮　来客　違反　憂慮
存在　四季　朝刊　固定客
季節風　対抗馬　朝三暮四
一刀両断　断固反対
一喜一憂　馬耳東風

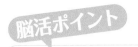

注意力と想起力を鍛える

リストにある熟語をクロスワード風に当てはめていくため、注意力が大いに鍛えられます。また、想起力や推理力、語彙力の鍛錬にも役立つことが期待できます。

⑤ 答え

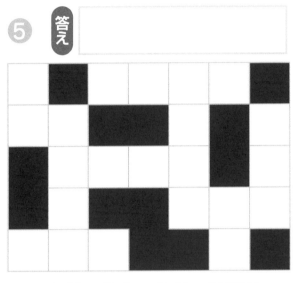

リスト：上質　共有　公共　衝撃波　果実酒　地上波　所在地　宇宙工学　有名無実　名所旧跡　工場跡地

⑥ 答え

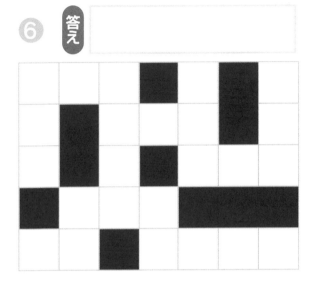

リスト：伊勢　男前　運勢　下屋敷　最上位　謝恩会　路地裏　伊達男　裏社会　意気地　下剋上　前後左右　上意下達

⑦ 答え

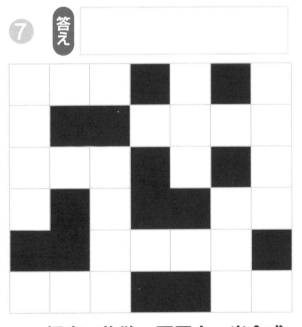

リスト：損害　物欲　同居人　光合成　呉服店　占星術　損失物　五目飯　呉越同舟　戦意喪失　自然災害　一目瞭然　人海戦術

⑧ 答え

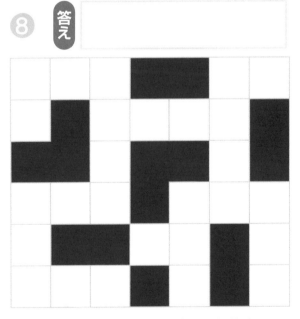

リスト：絵心　新旧　散文　文化祭　古文書　記念碑　無一文　化粧品　無防備　古事記　絵空事　事前準備　前代未聞　新聞記事

※解答は84～85ジーをご覧ください

35

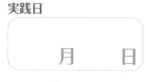

熟語駅伝

実践日

解　月　日

難易度④★★★★☆

2～4文字の熟語が成立するよう、問題に提示された漢字をすべて、右のマスに当てはめてください。矢印でつながる上下のマスには同じ漢字が入ります。各問、すでに漢字が入っているマスもあります。

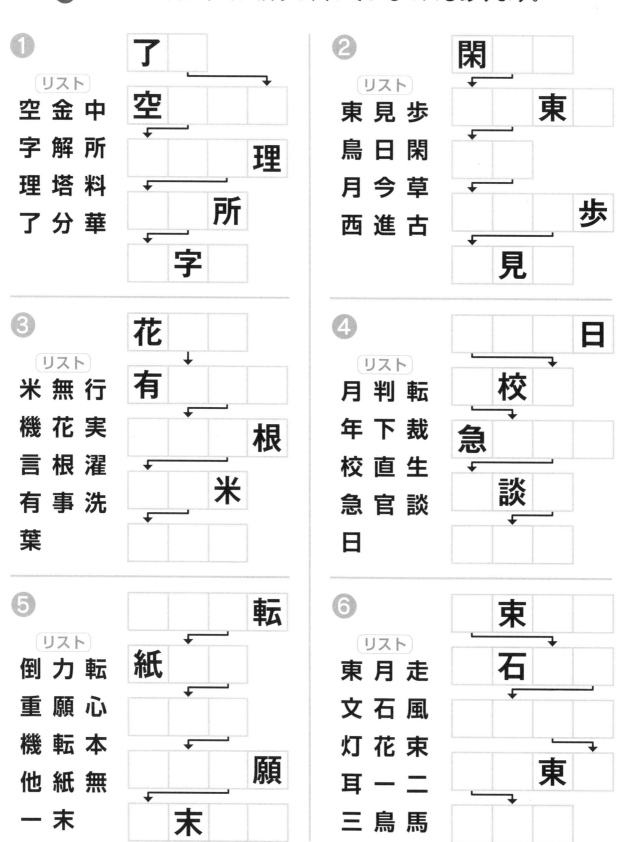

① リスト 空 金 中 字 解 所 理 塔 料 了 分 華

② リスト 東 見 歩 鳥 日 閑 月 今 草 西 進 古

③ リスト 米 無 行 機 花 実 言 根 濯 有 事 洗 葉

④ リスト 月 判 転 年 下 裁 校 直 生 急 官 談 日

⑤ リスト 倒 力 転 重 願 心 機 転 本 他 紙 無 一 末

⑥ リスト 東 月 走 文 石 風 灯 花 束 耳 一 二 三 鳥 馬

36

脳の司令塔を刺激!

ヒントの漢字をもとに2～4文字の熟語を作り出すため、想起力と言語力が鍛えられるとともに脳の司令塔「前頭前野」が刺激され、認知力や思考力が磨かれます。

目標時間

50代まで	60代	70代以上
25分	35分	45分

正答数　　　　　　　かかった時間

／12問　　　分

---

❼
[リスト]
不 大 切
産 手 続
小 棒 遺
相 動 針

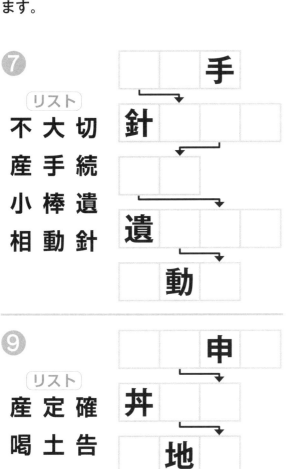

手
針
遺
動

---

❽
[リスト]
操 手 参
授 備 書
業 準 考
作 観 体

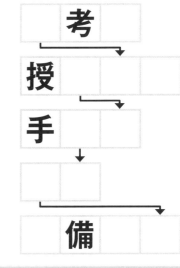

考
授
手
備

---

❾
[リスト]
産 定 確
喝 土 告
勘 拍 采
申 丼 地
手

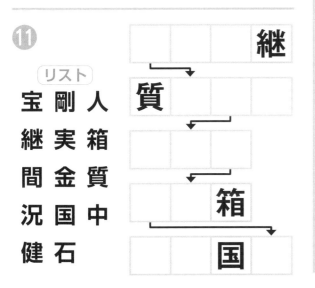

申
丼
地
産
采

---

❿
[リスト]
子 言 口
卒 板 書
遺 葉 伝
早 証 絵
業

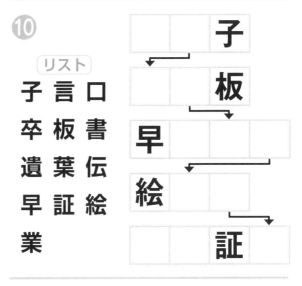

子
板
早
絵
証

⓫
[リスト]
宝 剛 人
継 実 箱
間 金 質
況 国 中
健 石

継
質
箱
国

⓬
[リスト]
決 没 神
団 動 勝
行 経 鬼
雨 戦 天
集 運 出

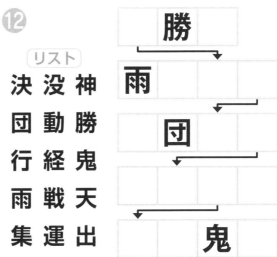

勝
雨
団
鬼

解答　⓫宝石→石剛健→健全→全国民→人間国宝、⓬決勝戦→戦没者→没収→収集→集中→中継、⑫神風→風雨→雨天→天運→運動→動物園→人間国宝、決戦→決勝戦→勝負→負傷者→傷害→害虫駆除→神出鬼没。⑨確定申告→告示→示談→談話室→室内→内申書→申込書→告知→知覚→覚悟→悟り→産地→地産→産土→土砂→採取→取材。⑩口伝→伝言→言葉→葉書→書証→卒業証書→証明→子供→供給→給料→料金→金額→板書→書物→物証。⑦小切手→手相→相続→続出→出産→産地→地動説→運針→針金→金属→属性→性別→遺産→産地→遺伝→伝言→行動→動作。⑧参考書→書類→類型→観察→察知→操作業→作業員→員数→数値→値段→段階→考案→案内→内容→容体→体操→操業→授業参観→観光。

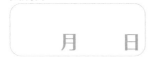

実践日

　　月　　日

難易度❸ ★★★☆☆

　各問の文章の□内には、同じ読みで意味が異なる二字熟語が２つ並んでいます。前後の文脈からどちらの二字熟語が適切かを考えて、適切なほうを○で囲んでください。

① 仕事のミスで 言及・減給 処分を受けた。

② 有酸素運動で 心肺・心配 機能を高める。

③ 車の車体に5センチ 程度・低度 のキズがある。

④ 議会が 補整・補正 予算を採決した。

⑤ 建物の 外観・概観 を眺める。

⑥ 業者が電気料金の 検診・検針 に来た。

⑦ 不当・不倒 な手段で金を稼ぐ。

⑧ 死角・視角 を狙ってゴールを奪う。

⑨ 春には 好例・恒例 のバーゲンを開催する。

⑩ 母の姉は 叔母・伯母 だ。

⑪ 実力があるのに 過小・過少 評価されている。

⑫ 子供は 好奇・好機 心が強い。

⑬ お 銚子・調子 で酒を酌み交わす。

⑭ 医師から救急 組成・蘇生 の手順を学ぶ。

解答 ①減給、②心肺、③程度、④補正、⑤外観、⑥検針、⑦不当、⑧死角、⑨恒例、⑩伯母、⑪過小、⑫好奇、⑬銚子、⑭蘇生

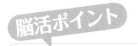
側頭葉が刺激され想起力を磨く！

　文脈から正しい二字熟語を推測するので、言語理解を担う側頭葉が大いに刺激されます。また、熟語を思い出すことにより、想起力と思考力も磨かれる効果が期待できます。

目標時間

50代まで	60代	70代以上
15分	25分	30分

正答数　　　　　　かかった時間

／28問　　　分

⑮ イベントの 開場・会場 は13時です。

⑯ 野生・野性 の動物を観察する。

⑰ 聖書の 目視・黙示 録を読む。

⑱ 友達に会うと 見得・見栄 を張ってしまう。

⑲ 連体・連帯 責任で役職を辞任した。

⑳ 人口・人工 呼吸をしたら息を吹き返した。

㉑ 中小 企業・起業 が経済を支えている。

㉒ 噂ではなく正真 正銘・証明 の事実です。

㉓ 親知らずを 抜歯・抜糸 した。

㉔ 中学生の息子が 反抗・反攻 期だ。

㉕ その映画は 不朽・普及 の名作だ。

㉖ 動機・動悸 がして息苦しい。

㉗ 情状・上々 酌量の余地はない。

㉘ 彼が提唱した理論を 実践・実戦 する。

解答　⑮開場、⑯野生、⑰黙示、⑱見栄、⑲連帯、⑳人工、㉑企業、㉒正銘、㉓抜歯、㉔反抗、㉕不朽、㉖動悸、㉗情状、㉘実践

実践日

月　日

難易度 ❹ ★★★★☆

各問の７つの漢字のうち、６つの漢字を使って、二字熟語のしりとりを作ります。できた二字熟語の右側の漢字が次の左側の漢字になります。この二字熟語しりとりで使わなかった漢字を解答欄に入れてください。

① 置 気 装 呉 浜 換 服

呉 ▶ □ ▶ □ ▶ □

□ ▶ □ 答え □

② 心 素 森 水 配 安 下

安 ▶ □ ▶ □ ▶ □

□ ▶ □ 答え □

③ 品 木 芸 微 手 工 名

木 ▶ □ ▶ □ ▶ □

□ ▶ □ 答え □

④ 通 書 交 念 類 棒 信

交 ▶ □ ▶ □ ▶ □

□ ▶ □ 答え □

⑤ 当 計 無 数 弁 時 算

□ ▶ □ ▶ 時 ▶

□ ▶ □ 答え □

⑥ 離 間 風 客 刺 創 隔

□ ▶ □ ▶ 客 ▶

□ ▶ □ 答え □

⑦ 天 補 雨 災 梅 候 塩

□ ▶ □ ▶ 雨 ▶

□ ▶ □ 答え □

⑧ 繁 朝 卓 権 越 食 限

□ ▶ □ ▶ 卓 ▶

□ ▶ □ 答え □

解答 ①呉服→服装→装置→置換（気浜） ②安心→心配→配水→水森（素下） ③木工→工芸→芸名→名品（微手） ④交信→信念→念書→書類（通棒） ⑤当弁→弁算→算数→数時→時計（無） ⑥創刺→刺客→客間→間隔→隔離（風） ⑦災害→害梅→梅雨→雨天→天候（補塩） ⑧繁朝→朝食→食卓→卓越→越権（限）

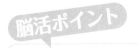
脳活ポイント

言語中枢を格段に磨く！

熟語をしりとりのようにつなげて並べることで、言語中枢である側頭葉を活性化させます。また、認知力や想起力、思考力、情報処理力も大いに磨かれると考えられます。

⏱ 目標時間

50代まで	60代	70代以上
25分	35分	45分

正答数　　　　　かかった時間

／16問　　　分

⑨ 意 校 好 愛 長 見 学

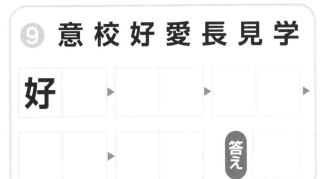

好 ▶ ☐ ▶ ☐ ▶ ☐
▶ ☐ ▶ 答え ☐

⑩ 器 新 軽 児 園 食 楽

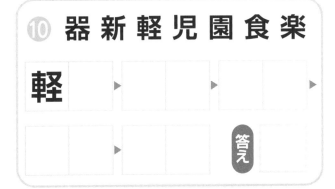

軽 ▶ ☐ ▶ ☐ ▶ ☐
▶ ☐ ▶ 答え ☐

⑪ 国 多 連 芸 鎖 民 術

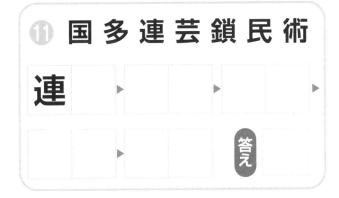

連 ▶ ☐ ▶ ☐ ▶ ☐
▶ ☐ ▶ 答え ☐

⑫ 説 題 魚 前 問 名 質

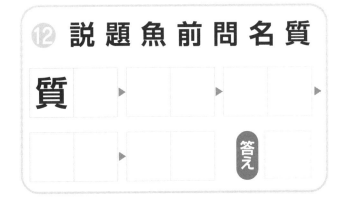

質 ▶ ☐ ▶ ☐ ▶ ☐
▶ ☐ ▶ 答え ☐

⑬ 号 抹 伝 番 色 茶 外

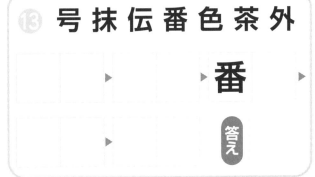

☐ ▶ ☐ ▶ 番 ▶ ☐
▶ ☐ ▶ 答え ☐

⑭ 意 快 剣 用 衣 活 豪

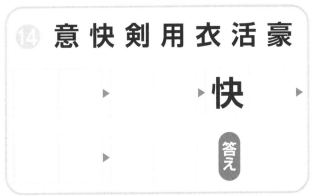

☐ ▶ ☐ ▶ 快 ▶ ☐
▶ ☐ ▶ 答え ☐

⑮ 家 草 族 感 作 水 原

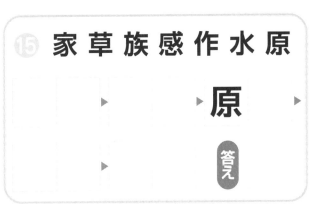

☐ ▶ ☐ ▶ 原 ▶ ☐
▶ ☐ ▶ 答え ☐

⑯ 介 山 魚 内 川 登 河

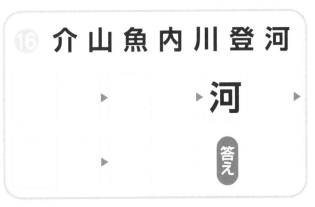

☐ ▶ ☐ ▶ 河 ▶ ☐
▶ ☐ ▶ 答え ☐

解答 ⑨（好意→意見→見学→学校→校長→長男） ⑩新（軽食→食器→器楽→楽園→園児→児童） ⑪多（連鎖→鎖国→国民→民芸→芸術） ⑫（質問→問題→題名→名前→前売→魚介） ⑬外（番号→号外→外伝→伝色→色茶） ⑭（剣豪→豪快→快活→活用→用意→意衣） ⑮（水草→草原→原作→作家→家族→族感） ⑯（山登→登山→山河→河川→川魚→魚内）

41

熟語1/4ピース

実践日

　　　月　　　日

難易度 ❸ ★ ★ ★ ☆ ☆

三字熟語、または四字熟語を構成する漢字が、それぞれ4分の1ヵ所、もしくは4分の1×2ヵ所しか表示されていません。正しくは何の漢字かをリストから1つずつ選び、マスに書き入れてください。

①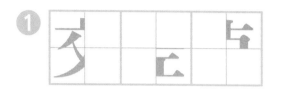

②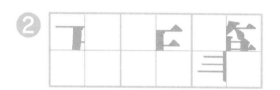

③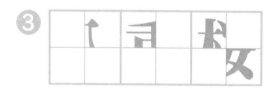

④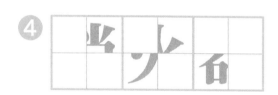

⑤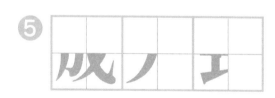

⑥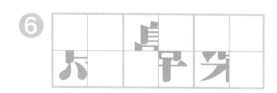

⑦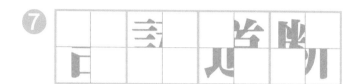

⑧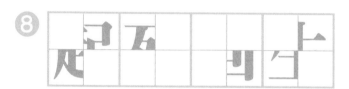

⑨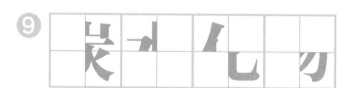

⑩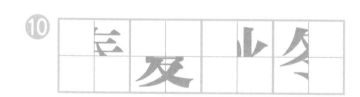

⑪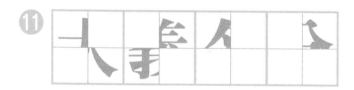

⑫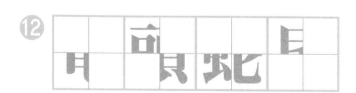

1回ずつ、すべての漢字を用います

①～⑫のリスト

水　春　語　蛇　鼻　式　交　死　年　火　八　言　大　竜
頭　人　消　筆　名　道　桜　冬　分　万　化　生　点　点
差　断　物　秋　重　器　尾　薬　回　夏　成　義　炭　起

直感力や思考力を強化！

4分の1、あるいは4分の2しか表示されていない漢字全体を推理することで直感力や発想力が鍛えられます。さらに、三字熟語・四字熟語を作るさいに思考力や想起力が養われます。

⑬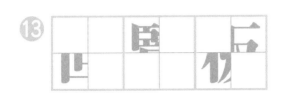

⑭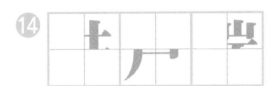

⑮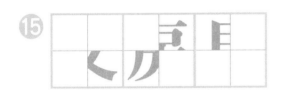

⑯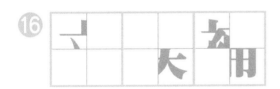

⑰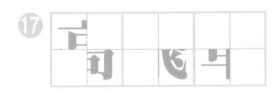

⑱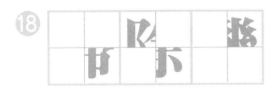

⑲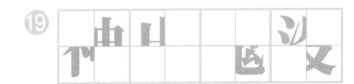

⑳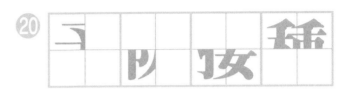

㉑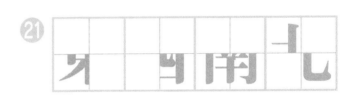

㉒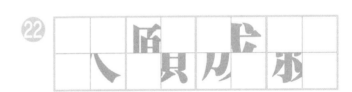

㉓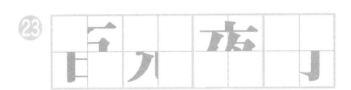

㉔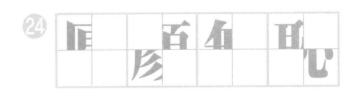

1回ずつ、すべての漢字を用います

⑬～㉔のリスト

立 覧 補 没 行 南 車 文 種 掃 神 大 百 戸
除 成 具 無 北 就 飛 接 恥 夜 端 西 出 房
東 防 機 井 高 候 厚 願 鬼 鬼 板 顔 回 予

漢字しりとり迷路

実践日

月　日

難易度 ❺ ★★★★★

各問、スタートからゴールまで縦マスと横マスのみ動いて熟語（二字・三字・四字）を拾いながら漢字でしりとりをします。そしてスタートからゴールまで熟語をいくつたどったか数字を書き入れてください。

← ❶ スタート

← ❶ ゴール

火	炭	性	活	夢	天	声	人	法	団	財
光	明	朗	快	花	居	離	差	律	体	務
栄	森	林	騎	散	集	合	指	摘	反	省
繁	孫	隊	兵	歩	鎖	連	画	出	店	煙
整	子	味	衆	民	国	物	食	尊	名	筒
備	調	本	酸	虫	益	室	和	日	月	列
員	科	台	鏡	眼	害	内	軽	音	空	車

❶ スタートからゴールまで熟語は何個あった？ ☐ 個

← ❷ スタート

← ❷ ゴール

日	中	白	古	名	回	前	事	平	塩	盛
曜	水	壇	新	用	避	員	理	馬	胃	者
火	花	香	線	意	難	問	義	律	衰	必
事	見	桜	前	位	所	帯	楽	音	弱	負
流	言	葉	脈	生	学	留	院	勉	強	法
空	雅	典	園	存	在	年	海	励	許	規
風	節	章	利	権	益	車	軸	受	諾	即

❷ スタートからゴールまで熟語は何個あった？ ☐ 個

注意力と集中力を鍛える

スタートからゴールまで熟語を探してたどる注意力・判断力・集中力の強化が期待できます。また、各問最後にある熟語の数を答える問題は、記憶力の向上に役立ちます。

目標時間

50代まで	60代	70代以上
15分	25分	35分

正答数　　　　　　　　　かかった時間

／4問　　　　　分

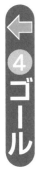

③ ← ゴール　③ スタート →

形	題	光	月	冊	余	北	算	昨	師	鍛
波	席	落	年	渡	益	用	合	暮	蚕	治
音	済	康	去	覚	一	登	逆	堂	外	屋
槌	才	季	消	右	宝	子	父	群	海	灯
金	定	決	解	英	物	囃	祭	園	坊	主
預	期	危	理	中	殿	印	座	学	技	人
貝	息	句	料	華	筆	都	係	力	権	公

③ スタートからゴールまで熟語は何個あった？　□個

④ ← ゴール　④ スタート →

縛	束	衛	運	幸	者	浴	棒	素	演	公
光	札	手	転	行	草	化	理	料	芸	看
局	付	経	潔	流	県	学	力	席	会	木
樹	場	用	品	物	売	個	技	能	兄	追
善	暑	日	積	置	検	点	定	検	痛	快
題	間	期	渡	過	一	灯	誌	明	予	便
破	出	末	愛	体	風	台	園	唱	次	健

④ スタートからゴールまで熟語は何個あった？　□個

12日目 ひらがな結び

実践日

　　月　　日

難易度 ③ ★★★☆☆

マスの中にあるひらがなだけを拾って並べ替え、ヒントに見合う言葉を作りましょう。解答欄には、漢字でその言葉を書いてください。漢字の文字数はマスの数と一致します。答えが２つの問題もあります。

① ヒント カードゲーム

フ	な	キ	メ
タ	マ	オ	ヒ
だ	バ	ア	ふ
ン	プ	は	ボ

答え

② ヒント 太陽

が	ボ	ル	ク
コ	ト	せ	ノ
ん	シ	マ	し
ツ	い	テ	イ

答え

③ ヒント 学校行事

し	フ	ザ	ぎ
エ	つ	チ	ン
ょ	シ	う	そ
う	き	シ	そ

答え

④ ヒント 音楽

く	ワ	メ	ん
ジ	ズ	が	キ
ぷ	ン	ノ	オ
ア	お	ロ	ふ

答え

⑤ ヒント 野菜

こ	ん	ゾ	つ
こ	な	し	テ
ゅ	く	ウ	シ
キ	ム	ま	ぎ

答え

⑥ ヒント 七夕

オ	ニ	ざ	こ
ん	エ	ゼ	イ
ビ	ひ	ト	た
ぼ	く	セ	し

答え

⑦ ヒント 文房具

テ	よ	セ	ふ
ム	ア	ロ	ボ
で	チ	ム	が
オ	コ	し	こ
う	ば	メ	シ

答え

⑧ ヒント 乗り物

う	ん	ロ	ち
キ	メ	ば	ウ
ケ	う	ジ	ゅ
し	ニ	コ	ト
テ	せ	プ	ゃ

答え

⑨ ヒント アルコール

ハ	う	キ	し
ほ	ユ	ょ	マ
チ	ゅ	に	ズ
し	ゾ	イ	う
ム	ん	ゅ	ち

答え

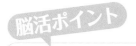

認知力強化にすごく役立つ！

マスの中からひらがなを見つけて拾い出し、それを並べ替え、漢字に変換して書くという3つの課題をこなすため、認知力の強化にすごく役立つと考えられます。

 目標時間

50代まで	60代	70代以上
10分	15分	20分

正答数　　　　　　　　かかった時間

／18問　　　　分

---

⑩ ヒント
遊具

ア	テ	ロ	け
ウ	う	シ	イ
ヌ	ヤ	オ	ビ
ま	コ	た	ジ

答え

⑪ ヒント
車

グ	ン	う	き
オ	せ	ワ	ノ
て	ア	ク	ズ
ヌ	ん	コ	ん

答え

⑫ ヒント
平安時代の作家

ら	ツ	き	メ
フ	ざ	ぶ	む
キ	し	ク	ワ
ヨ	さ	チ	き

答え

---

⑬ ヒント
貴重品

ソ	ム	つ	エ
い	ち	ハ	ょ
キ	ヒ	う	セ
う	ふ	ビ	さ

答え

⑭ ヒント
体の部位

ス	エ	し	ス
ヌ	び	ユ	か
あ	オ	ザ	キ
モ	た	ラ	く

答え

⑮ ヒント
相撲

ロ	づ	バ	う
ょ	キ	よ	ん
レ	じ	ル	な
こ	ノ	ぎ	ア

答え

---

⑯ ヒント
スポーツ

ん	ウ	シ	た
う	ゅ	ネ	レ
ネ	い	う	ン
ど	ビ	シ	し
そ	き	う	グ

答え

⑰ ヒント
和菓子

う	ホ	な	テ
ロ	ん	ア	ゴ
っ	コ	と	だ
モ	あ	ド	ノ
ご	ヌ	ウ	ま

答え

⑱ ヒント
旧歴の月

ん	モ	コ	い
ン	や	チ	マ
エ	シ	ブ	キ
ク	か	ヌ	な
き	ユ	よ	ビ

答え

ズバリ熟語

実践日

月　日

難易度 ④ ★★★☆

各問には、私たちになじみの深い慣用句やことわざ、いいまわしが提示されています。それぞれの意味を考えて、その言葉を表現するにふさわしい二字熟語を4つの中から1つ選び、丸をつけてください。

① 水を差す

栄養	世話
掃除	邪魔

② 逆なでする

不快	元気
展開	愛撫

③ いざ鎌倉

観光	遠足
緊急	見物

④ 目を光らせる

損得	監視
視力	忍者

⑤ 夜空に大輪の花が咲く

薔薇	車両
飛翔	花火

⑥ 風前の灯火

線香	存亡
照明	安心

⑦ 柳に風

抵抗	無視
台風	梅雨

⑧ 精進を重ねる

洗濯	世辞
修行	足腰

⑨ 物心がつくころ

健康	親切
幼少	成長

⑩ 泡を食う

洗濯	仰天
魚介	大損

⑪ 水もしたたる

漏水	美形
洪水	洗髪

⑫ ヒョウタンから駒

不幸	大凶
幸運	運命

解答 ①邪魔、②不快、③緊急、④監視、⑤花火、⑥存亡、⑦無視、⑧修行、⑨幼少、⑩仰天、⑪美形、⑫幸運

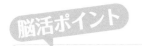
脳活ポイント

日本語の奥深さを再確認！

　なじみの深い慣用句やことわざ、いいまわしの持つさまざまな表現にふれて、日本語の奥深さを再確認できるドリルです。直感力や判断力、語彙力を磨く効果が見込めます。

目標時間

50代まで	60代	70代以上
15分	20分	25分

正答数　　　　　　かかった時間

／24問　　　　　分

⑬ 角が立たない

穏便	湿気
激怒	消防

⑭ アキレス腱

強味	弱点
跳躍	中心

⑮ 身につまされる

薄着	厚着
梱包	切実

⑯ まな板の上の鯉

高級	覚悟
刺身	包丁

⑰ 飛ぶ鳥を落とす勢い

弓矢	高速
狩猟	好調

⑱ 灯台下暗し

身近	漆黒
照明	航海

⑲ 板につく

建築	高慢
謙遜	上達

⑳ いばらの道

困難	窮屈
達成	堕落

㉑ けんもほろろ

喧騒	腕前
親切	冷淡

㉒ 下にも置かない

丁重	邪険
清潔	軽蔑

㉓ 口火を切る

火元	開始
喧嘩	決戦

㉔ 腹に一物

計略	胃弱
瞑想	刀剣

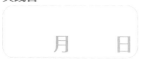

14日目 二字熟語クロス

実践日

　　月　　日

難易度❹★★★★☆

下のリストから、上下左右にある漢字と組み合わせて二字熟語を４つ作れる漢字を選び、中央のマスに記入します。ページごとに16問すべて解いたら、リストに残った4字の漢字から四字熟語を作ってください。

①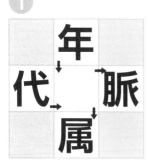
年／代□脈／属

②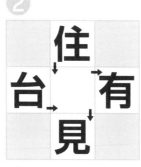
住／台□有／見

③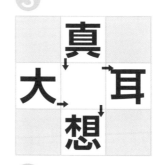
真／大□耳／想

④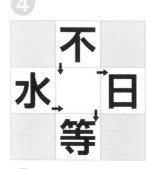
不／水□日／等

⑤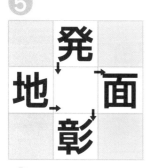
発／地□面／彰

⑥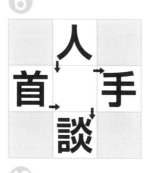
人／首□手／談

⑦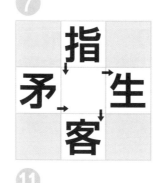
指／矛□生／客

⑧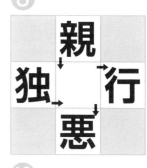
親／独□行／悪

⑨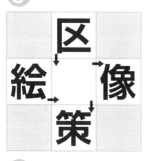
区／絵□像／策

⑩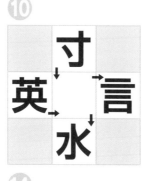
寸／英□言／水

⑪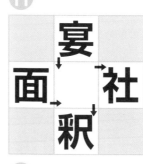
宴／面□社／釈

⑫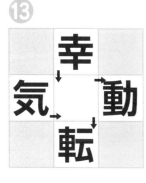
心／説□意／点

⑬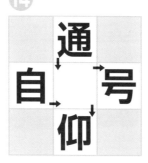
幸／気□動／転

⑭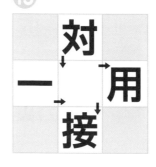
通／自□号／仰

⑮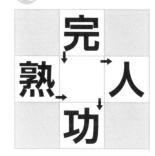
対／一□用／接

⑯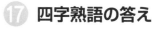
完／熟□人／功

リスト①〜⑯の

気　応　画　会　金　投　運
空　相　平　信　合　成　所
先　善　断　意　表　得

⑰ 四字熟語の答え

答え □□□□

解答

〈四字熟語の答え〉得意満面
①所、②会、③空、④平、⑤表、⑥相、⑦先、⑧善、⑨画、⑩断、⑪会、⑫得、⑬運、⑭信、⑮応、⑯成

思考力と想起力を磨く!

4つの二字熟語に共通する漢字を探すのに必要な思考力や想像力・洞察力や、漢字を思い出す想起力が養われると考えられます。また、漢字力や語彙力を向上させる効果も期待できるでしょう。

目標時間

50代まで	60代	70代以上
25分	35分	45分

正答数　　　　　かかった時間

／34問　　　分

⑱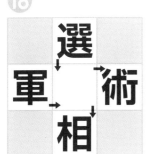
選・軍・術・相

⑲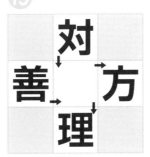
対・善・方・理

⑳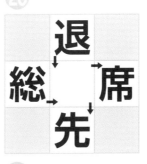
退・総・席・先

㉑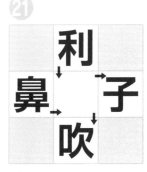
利・鼻・子・吹

㉒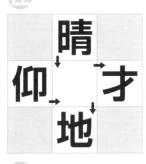
晴・仰・才・地

㉓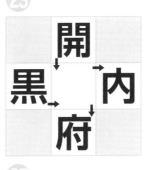
開・黒・内・府

㉔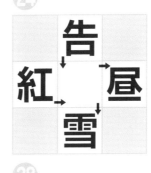
告・紅・昼・雪

㉕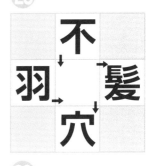
不・羽・髪・穴

㉖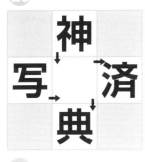
神・写・済・典

㉗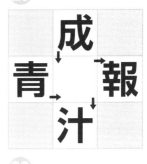
書・駐・学・守

㉘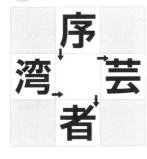
実・表・役・金

㉙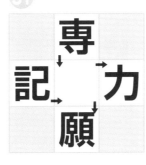
成・青・報・汁

㉚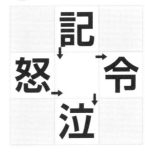
序・湾・芸・者

㉛
専・記・力・願

㉜
記・怒・令・泣

㉝
材・染・理・亭

⑱〜㉝のリスト

一　果　経　曲　現　号　息
手　口　念　処　番　天　白
出　幕　毛　開　留　料

㉞ 四字熟語の答え

答え

熟語ルーレット

実践日

月　日

難易度 ❸ ★ ★ ★ ☆ ☆

中央の漢字とその周囲のひらがなを組み合わせて言葉を作り、漢字で答えてください。漢字が使われる場所は各問で違いますが、ひらがなは時計回りに読みます。解答が小文字でも大文字で表記されています。

①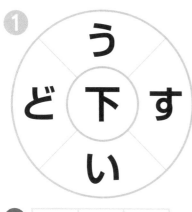

答え 下 □ □ □

②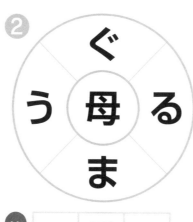

答え 母 □ □

③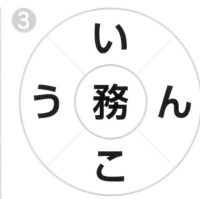

答え 務 □ □

④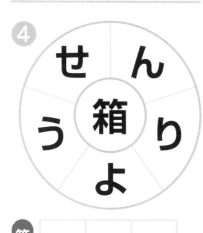

答え □ □ □ □

⑤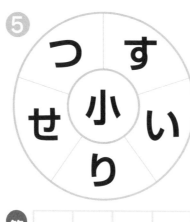

答え □ □ □ □

⑥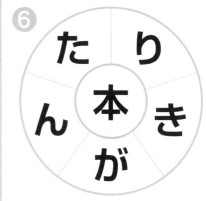

答え □ □ □ □

⑦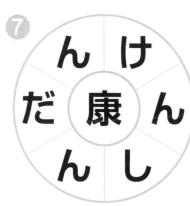

答え □ □ □ □

⑧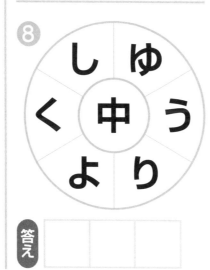

答え □ □ □ □

⑨

答え □ □ □ □ □

解答
①下水道、②乳母車、③公務員、④十理箱、⑤整理小説、
⑥他力本願、⑦健康診断、⑧中立、⑨基本的人権

空間認識力がアップ！

漢字とひらがなを組み合わせて言葉を作るさいに、思考力と発想力が養われます。また、言葉ができるように区切りを考えていく必要があるので、空間認識力のアップに役立ちます。

目標時間

50代まで	60代	70代以上
10分	15分	20分

正答数　　　　　　　　　かかった時間

／18問　　　　分

⑩
で
う　武　ん
　　ゆ

答え　武□□□

⑪
　う
こ　差　て
　　ん

答え　差□□

⑫
　び
う　局　ん
　　ゆ

答え　□□局

⑬
き　や
ん　物　く
　　け

答え　□□□□

⑭
ん　ぶ
し　事　ん
　　き

答え　□□□

⑮
ま　ん
ふ　円　ふ
　　う

答え　□□□

⑯
ん　じ
に　理　よ
ぎ　　う

答え　□□□□

⑰
ち　ほ
い　自　う
た　　ち

答え　□□□

⑱
う　ぎ
よ　陸　じ
き　　よう

答え　□□□

解答　⑩武者修行、⑪交差点、⑫郵便局、⑬買物客、⑭新聞記事、⑮千円札、⑯料理人、⑰地方自治体、⑱陸上競技

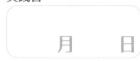

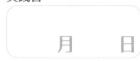**16** 日目 # うず巻き熟語しりとり

実践日

月　日

難易度 **5** ★★★★★

　うず巻き状に並んだ○の中に、前後が同じ漢字の二字熟語、三字熟語、四字熟語がしりとりのように並びます。リストから漢字を選び、空欄の丸を埋めてください。◎は熟語の最初と最後の漢字が入る部分です。

❶

リスト　散　略　人　辞　合
　　　　速　時　見　量　限

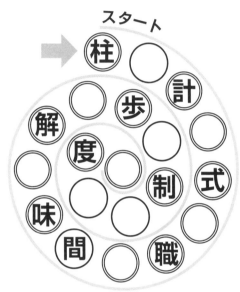

❷

リスト　筆　気　巻　国　定
　　　　功　精　合　列　調

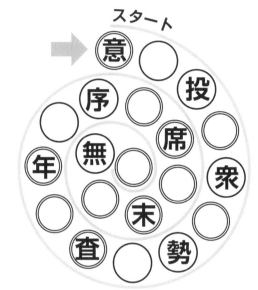

❸

リスト　要　暗　命　継　引　実　薬
　　　　行　一　所　辞　項　模　眼

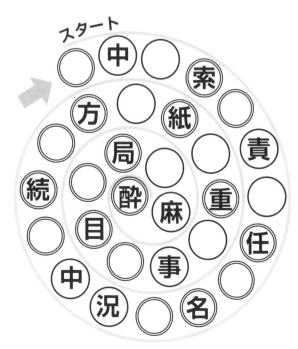

❹

リスト　場　知　合　氷　横　人　来
　　　　械　温　源　糖　度　月　操

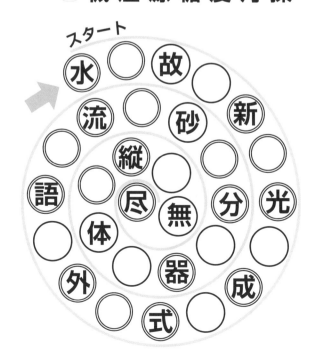

54

側頭葉を活性化!

解答欄がうず巻き状になっている中で熟語を並べるため、注意力の向上が期待できます。また、脳の言語中枢である側頭葉が活性化し、想像力や想起力も磨かれます。

目標時間

50代まで	60代	70代以上
20分	35分	40分

正答数　　　　かかった時間

／8問　　　　分

⑤
リスト　止 品 場 任 全
　　　　談 千 就 正 大

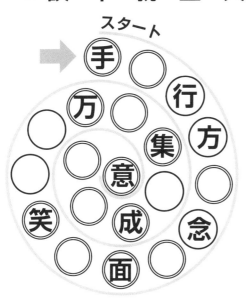

⑥
リスト　機 立 券 河 裁
　　　　定 綱 間 口 出

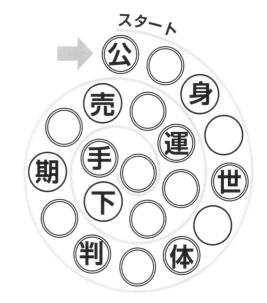

⑦
リスト　消 我 居 士 服 族 乱
　　　　霧 税 心 資 引 積 局

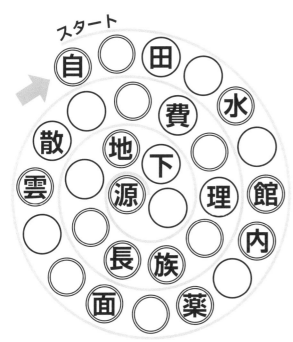

⑧
リスト　船 人 承 倒 納 末 物
　　　　頂 配 本 車 転 遊 宅

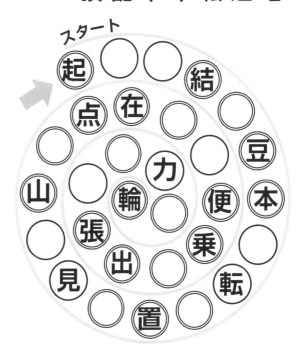

漢字使い分けドリル

実践日

月　日

難易度 ❸ ★★★☆☆

　各問、ひらがなで書かれた動詞をⒶとⒷの各文にある空欄部分に入れ、文の意味合いを考えたうえで、ひらがなを漢字に変換し、その漢字1字を空欄に書き入れてください。ⒶとⒷに入る漢字は違います。

❶ おさめる

Ⓐ 暴動を□める
Ⓑ 学業を□める

答え Ⓐ　　Ⓑ

❷ かいする

Ⓐ 一堂に□する
Ⓑ 交渉で彼を□する

答え Ⓐ　　Ⓑ

❸ とく

Ⓐ 誤解を□く
Ⓑ 若者に道理を□く

答え Ⓐ　　Ⓑ

❹ のぞむ

Ⓐ 平和を□む
Ⓑ 資格試験に□む

答え Ⓐ　　Ⓑ

❺ ねる

Ⓐ クッキーの生地を□る
Ⓑ 明日のために早く□る

答え Ⓐ　　Ⓑ

❻ しめる

Ⓐ ネジを□める
Ⓑ 玄関のドアを□める

答え Ⓐ　　Ⓑ

❼ はかる

Ⓐ 体重を□る
Ⓑ タイミングを□る

答え Ⓐ　　Ⓑ

❽ たつ

Ⓐ 酒を□つ
Ⓑ 新しい家が□つ

答え Ⓐ　　Ⓑ

解答 ❶Ⓐ治、Ⓑ修　❷Ⓐ会、Ⓑ懐　❸Ⓐ解、Ⓑ説　❹Ⓐ望、Ⓑ臨　❺Ⓐ練、Ⓑ寝　❻Ⓐ締、Ⓑ閉　❼Ⓐ量、Ⓑ計　❽Ⓐ断、Ⓑ建

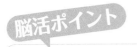
側頭葉を刺激し記憶力を鍛える!

問題文をよく読んで文脈を理解し、適切な漢字を選ぶ必要があるため、言語力をつかさどる側頭葉が刺激されます。それに伴い、記憶力や想起力も鍛えられると考えられます。

目標時間

50代まで	60代	70代以上
15分	25分	30分

正答数　　　　　かかった時間

／16問　　　分

---

⑨ あからむ
- Ⓐ 東の空が□らむ
- Ⓑ ほおが□らむ

答え　Ⓐ□　Ⓑ□

⑩ にる
- Ⓐ 野菜を薄味で□る
- Ⓑ 性格が親に□る

答え　Ⓐ□　Ⓑ□

⑪ いる
- Ⓐ 大金が□る
- Ⓑ 悦に□る

答え　Ⓐ□　Ⓑ□

⑫ うつす
- Ⓐ 世相を□す
- Ⓑ 住居を□す

答え　Ⓐ□　Ⓑ□

⑬ さげる
- Ⓐ 値段を□げる
- Ⓑ 首からカードを□げる

答え　Ⓐ□　Ⓑ□

⑭ きく
- Ⓐ 小回りが□く
- Ⓑ かぜ薬が□く

答え　Ⓐ□　Ⓑ□

⑮ おかす
- Ⓐ 領土を□す
- Ⓑ 危険を□す

答え　Ⓐ□　Ⓑ□

⑯ まじる
- Ⓐ 白髪が□じる
- Ⓑ 塩と砂糖が□じる

答え　Ⓐ□　Ⓑ□

4ヒント四字熟語

実践日

月　日

難易度 4 ★★★★☆

4つのヒントから、漢字4字でできた言葉を推理して解答欄に記入してください。ヒントのうち、①〜③は漢字1文字、もしくは2文字のヒント、④は言葉全体のヒントになっています。

①
① 1文字めは岸から離れた海
② 3文字めは「いと」「おおやけ」「こころ」
③ 4文字めの訓読みは「つかさ」
④ 新撰組一番隊組長

答え

②
① 1文字めの方位記号は「N」
② 2文字めは「東男に●女」
③ 3文字めには漢数字が入る
④ 2022年2月開催

答え

③
① 1文字めは「●酒」「●干し」
② 2文字めは天から落下する水滴
③ 3文字めは英語で「フロント」
④ 毎年6月ごろにやって来る

答え

④
① 1文字めの反対語は「善」
② 2文字めの訓読みは「いくさ」
③ 3文字めは「●あれば楽あり」
④ 強敵が相手

答え

⑤
① 1文字めは「けものへん」に「もの」
② 3文字めは「盗っ人●々しい」
③ 4文字めの反対語は「退」
④ 目標に向かってまっすぐに

答え

⑥
① 1文字めは私たちが住むところ
② 2文字めは英語で「ガーデン」
③ 3文字めは「●科書」「異●徒」
④ 1対1で教えてくれます

答え

⑦
① 1文字めの化学式はH_2O
② 2文字めは英語で「ドア」
③ 3文字めは「もうすぐ赤信号」
④ 天下の副将軍

答え

⑧
① 1文字めは日本の国花
② 2文字めは英語で「アイランド」
③ 4文字めは植物の地中にある部分
④ 鹿児島名産

答え

解答 ①沖田総司、②北京五輪、③梅雨前線、④悪戦苦闘、⑤猪突猛進、⑥家庭教師、⑦水戸黄門、⑧桜島大根

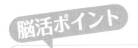

言語をつかさどる側頭葉が活性化

各問に提示された4つのヒントから漢字を連想し、その漢字を組み合わせてできる四字熟語を推理することで言語をつかさどる側頭葉が活性化し、直感力や発想力、識別力を鍛える効果が見込めます。

目標時間

50代まで	60代	70代以上
15分	25分	30分

正答数　　　　　　かかった時間

／16問　　　　分

⑨
① 1文字めの反対語は「天」
② 2文字めは海や川に泳いでいる
③ 3文字めは「調味●」「●金」
④ 旅行に行って舌鼓

答え

⑩
① 1文字めは物知りの「ツウ」
② 2文字めは「かいへん」に「そ（る）」
③ 3文字めは「順●」「茶●劇」
④ 見るとつい買いたくなる

答え

⑪
① 1文字めは「しんにょう」に「あま（り）」
② 3文字めはほかより低いこと
③ 4文字めが3つそろうと「とどろき」になる
④ ぶらり～の旅

答え

⑫
① 1文字めの訓読みは「すこや（か）」
② 2文字めは徳川家の始祖「徳川家●」
③ 3文字めは「医師が患者を●る」
④ 病気の早期発見に役立つ

答え

⑬
① 1文字めは「唯一」という意味
② 2文字めは人の体（胴体）を指す
③ 3文字めの訓読みは「おもむ（く）」
④ 家族と離れてさびしいけど我慢

答え

⑭
① 1文字めは「りっしんべん」に「あお」
② 2文字めの訓読みは「むく（いる）」
③ 3文字めは英語で「フル」
④ こんな本があれば役に立つ

答え

⑮
① 1文字めの反対語は「死」
② 2文字めは「青写●」「●実」
③ 4文字めは物を見る器官
④ 融通がきかない性格

答え

⑯
① 1文字めは「●状」「映画鑑●」
② 2文字めは舌に受ける感覚
③ 4文字めの訓読みは「かぎ（る）」
④ 過ぎたら味が落ちるかも

答え

実践日

月　日

難易度⑤★★★★★

各問には、ある二字熟語の説明が書かれています。その二字熟語が何かを答えてください。このドリルで答えに用いる漢字は、下記のリストの中にすべてあります。2度使うものやダミーの漢字はありません。

① 夫婦や親子

答え

② 走るのが超速い

答え

③ 特別なこと。○○列車

答え

④ すじが通っていること

答え

⑤ ギリギリのところ

答え

⑥ ネームプレート

答え

⑦ 夏の暑さをさける

答え

⑧ 学校生活が終わる

答え

⑨ 飾り気がない性格

答え

⑩ 模範となるもの

答え

⑪ バットを使うスポーツ

答え

⑫ 時間や場所がすぐそば

答え

⑬ 深く考える

答え

⑭ 太陽が沈むころ

答え

①〜⑭のリスト

理	卒	夕	名	直	時	球	思	限	素
手	納	案	野	札	間	臨	家	業	俊
涼	方	本	足	近	道	界	族		

解答 ①家族、②俊足、③臨時、④道理、⑤限界、⑥名札、⑦納涼、⑧卒業、⑨素直、⑩手本、⑪野球、⑫近間、⑬思案、⑭夕方

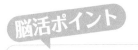 脳活ポイント

思考力や洞察力を強化！

各問の説明文から、それがどんな二字熟語かを推理する過程で思考力や洞察力が大いに強化されます。同時に、二字熟語を思い出し、解答するための想起力や言語力もアップします。

 目標時間

50代まで	60代	70代以上
20分	30分	40分

正答数　　　　　　　かかった時間

／28問　　　　分

⑮ ふだん使わない物を入れる小屋
答え

⑯ 第1位
答え

⑰ 心のゆとり
答え

⑱ 着物
答え

⑲ 国の決まり
答え

⑳ 1、2、3、4……
答え

㉑ 心がまえを決める
答え

㉒ 日本料理を作る人
答え

㉓ 学問や芸術、道徳など
答え

㉔ 死に物ぐるい
答え

㉕ 自分の強い気持ち
答え

㉖ 仕事をするところ
答え

㉗ 血のつながりが濃い
答え

㉘ 車を動かす
答え

リスト⑮〜㉘の

職　文　法　裕　勝　場　覚　置　板　意
服　化　運　優　前　死　和　内　数　転
親　必　律　余　物　字　悟　志

解答 ⑮物置、⑯首位、⑰余裕、⑱和服、⑲法律、⑳数字、㉑覚悟、㉒板前、㉓文化、㉔必死、㉕意志、㉖職場、㉗親類、㉘運転

61

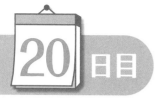

熟語知恵の輪

実践日

月　日

難易度 ❸ ★★★☆☆

各問、文字の大きさや、向きを変化させた漢字４つが、バラバラに提示されています。その４つの漢字をそれぞれ１回ずつすべて使って、日常的によく使われる二字熟語を２つ作ってください。答えは順不同です。

① 答え

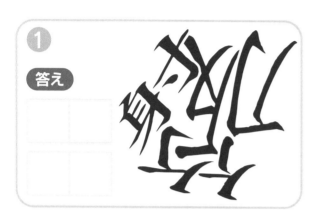

② 答え

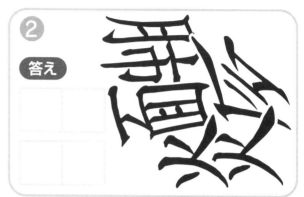

③ 答え

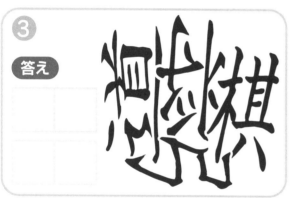

④ 答え

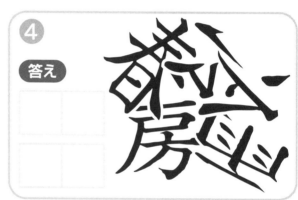

⑤ 答え

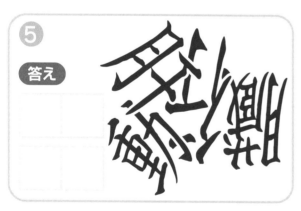

⑥ 答え

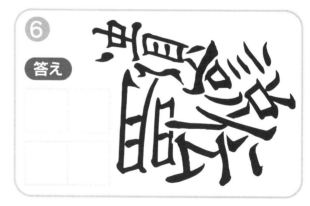

⑦ 答え

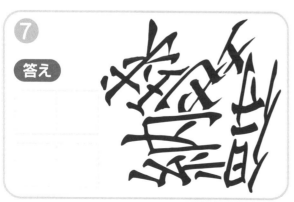

⑧ 答え

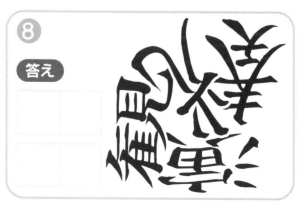

62

【解答】①反則・則刀、②黒毛・無炎、③写真・将棋、④書庫・方角、⑤行動・甘味断、⑥説明・運送・納得、⑦再現・濃縮、⑧準奏・観光

想起力と識別力を磨く

4つの漢字が、あたかも知恵の輪のように組み合わさっているので、それを解きほぐす識別力と、新たに組み合わせて二字熟語を考える想起力や発想力が同時に鍛えられます。

目標時間

50代まで	60代	70代以上
15分	20分	25分

正答数　　　　　　　かかった時間

／16問　　　分

⑨ 答え

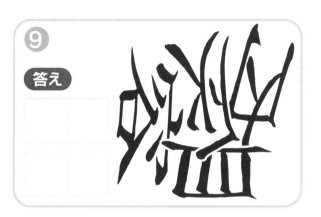

⑩ 答え

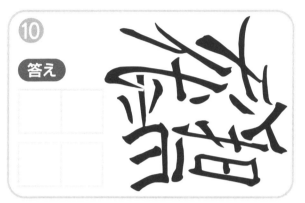

⑪ 答え

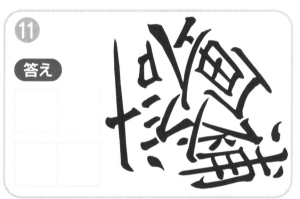

⑫ 答え

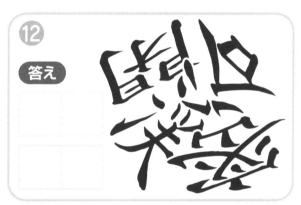

⑬ 答え

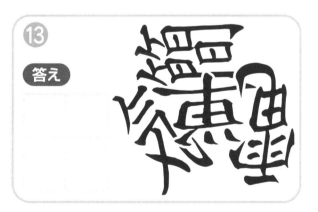

⑭ 答え

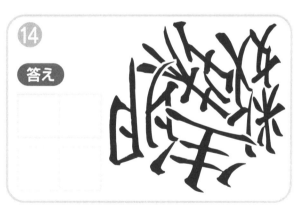

⑮ 答え

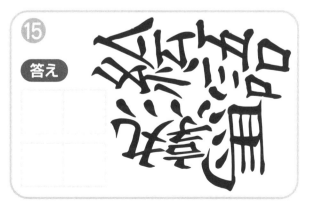

⑯ 答え

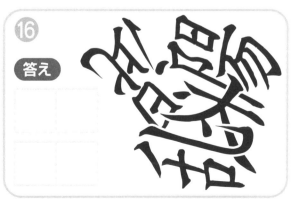

解答　⑨四血・内盛、⑩短気・失望、⑪計画・増温、⑫遊間・淡台、⑬終球・寺間、⑮総量・新語、⑯大臀・混乱、⑱順序・重気

63

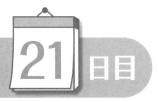

21日目 漢字スケルトン

実践日

月　日

難易度 3 ★★★☆☆

　各問のリストにある二字熟語、三字熟語、四字熟語が共通の漢字でそれぞれつながるように各問のマスに入れていってください。1つだけ余った熟語が答えになります。

① 答え

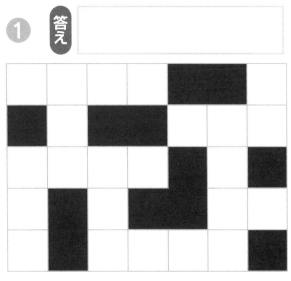

リスト
配列　未来　自転車　毛筆画
水面下　自営業　最前列
自画自賛　羽毛布団
前代未聞　業界新聞

② 答え

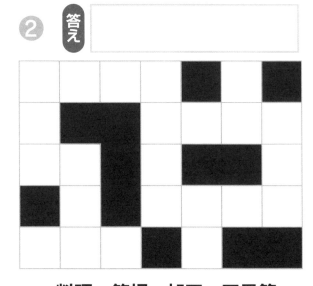

リスト
料理　箱根　加工　工具箱
作事料　都市化　真夜中
根室市　場内放送　内部工作
工事現場　送料無料

③ 答え

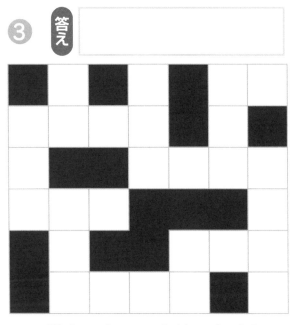

リスト
借家　大豆　恋敵　恋愛本
駐車場　根菜類　自乗根
大混乱　百名山　菜種油
油断大敵　自家用車
闘争本能　場外乱闘

④ 答え

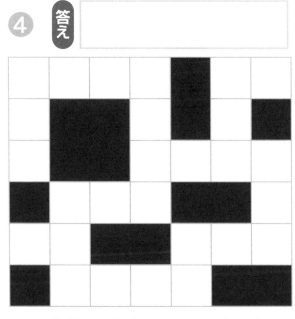

リスト
食前　手話　不正　手羽先
勤務先　手間暇　不世出
絵葉書　通知欄　手前共
育児休暇　休日出勤
通信教育　共同電話

注意力と想起力を鍛える

リストにある熟語をクロスワード風に当てはめていくため、注意力が大いに鍛えられます。また、想起力や推理力、語彙力の鍛錬にも役立つことが期待できます。

目標時間

50代まで	60代	70代以上
20分	30分	40分

正答数　　　　　　かかった時間

／8問　　　分

⑤ 答え

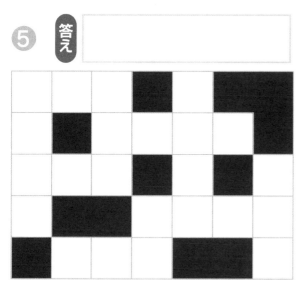

リスト
横着　活字　不時着　品川区
実用品　中央区　大道芸
横断歩道　川端康成
実況中継　健康診断

⑥ 答え

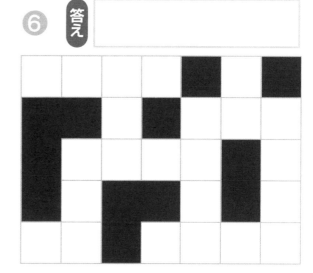

リスト
奥行　審判　直談判　流行歌
天橋立　流動資金　預金口座
三日天下　直立不動
四捨五入　歌舞伎座

⑦ 答え

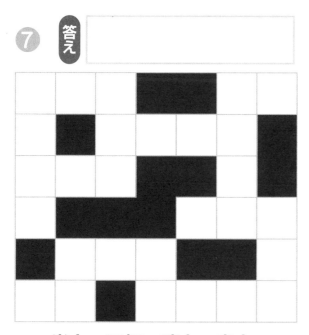

リスト
炎上　田畑　陸上　空中
教訓　一点物　陸海空
気象庁　店屋物　百貨店
好景気　百人一首　中央官庁
屋上菜園　田園風景

⑧ 答え

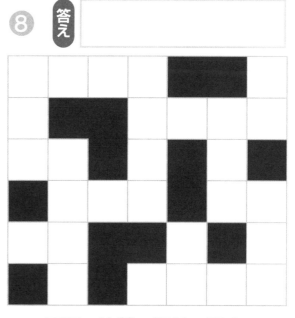

リスト
日照　決戦　場外　記事
引退　人間　外野手　接客係
面会人　大浴場　後生大事
面従腹背　背後関係
対戦相手　間接照明

※解答は86〜87ジーをご覧ください

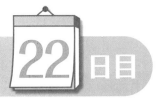

22日目 熟語駅伝

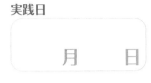

実践日

月　　日

難易度❹★★★★☆

2〜4文字の熟語が成立するよう、問題に提示された漢字をすべて、右のマスに当てはめてください。矢印でつながる上下のマスには同じ漢字が入ります。各問、すでに漢字が入っているマスもあります。

❶ リスト
社　式　人
恩　形　株
通　劇　手
会　行　謝

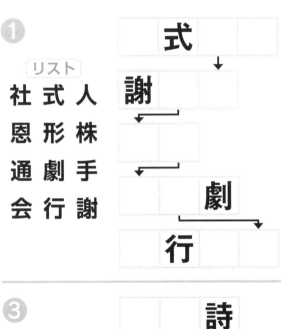

❷ リスト
工　管　体
尽　場　整
事　調　祥
理　不　現

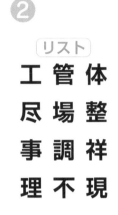
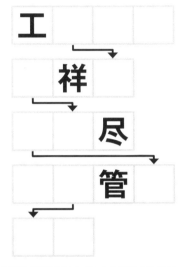

❸ リスト
露　台　呂
二　詩　文
線　三　風
物　天　束
味

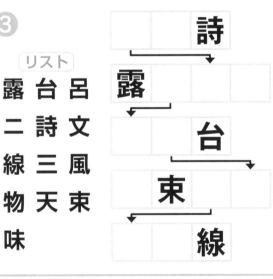

❹ リスト
異　符　変
密　同　罪
口　地　音
免　秘　天
基

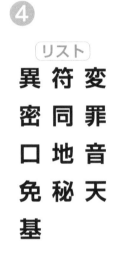
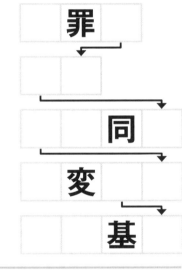

❺ リスト
立　統　不
出　福　一
精　世　七
外　神　筆
身　門

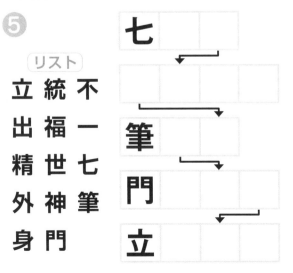

❻ リスト
英　六　科
広　会　育
辺　書　大
全　無　才
教　法　国

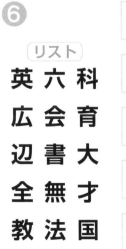
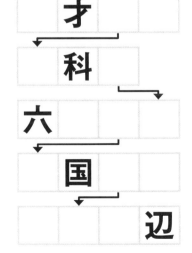

脳活ポイント

脳の司令塔を刺激!

ヒントの漢字をもとに２～４文字の熟語を作り出すため、想起力と言語力が鍛えられるとともに脳の司令塔「前頭前野」が刺激され、認知力や思考力が磨かれます。

目標時間

50代まで	60代	70代以上
25分	35分	45分

正答数 /12問

かかった時間 分

⑦

リスト

老 浴 香
勢 不 不
芳 海 剤
水 伊 死

芳			
		浴	
	勢		
			死

⑧

リスト

寺 目 青
散 生 金
封 写 面
真 閣 一

	写		
		面	
		散	
		封	
	閣		

⑨

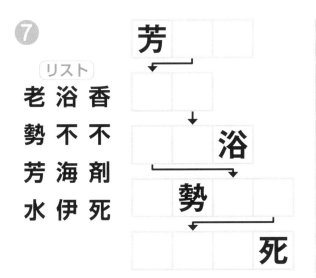

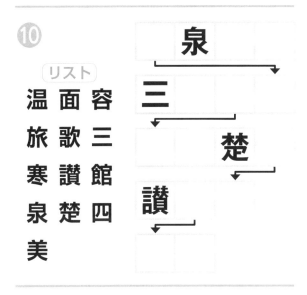

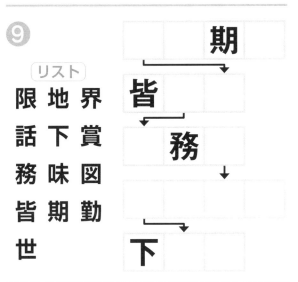

リスト

限 地 界
話 下 賞
務 味 図
皆 期 勤
世

		期	
皆			
	務		
下			

⑩

リスト

温 面 容
旅 歌 三
寒 讃 館
泉 楚 四
美

	泉		
三			
		楚	
讃			

⑪

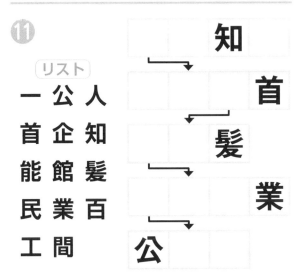

リスト

一 公 人
首 企 知
能 館 髪
民 業 百
工 間

		知	
			首
		髪	
			業
公			

⑫

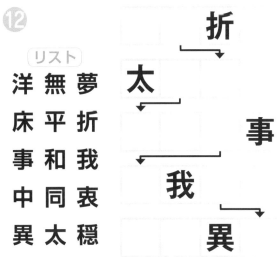

リスト

洋 無 夢
床 平 折
事 和 我
中 同 衷
異 太 穏

		折	
太			
			事
	我		
		異	

解答 ⑦芳香剤→香水→海水浴→伊勢海老→不老不死、⑧青写真→生真面目→一目散→金一封→金閣寺、⑨賞味期限→皆勤賞→勤務地→世界地図→下世話、⑩温泉旅館→三寒四温→四面楚歌→讃美歌→美容、⑪人工知能→百人一首→間一髪→民間企業→公民館、⑫和洋折衷→太平洋→平穏無事→無我夢中→同床異夢

同音異義語クイズ

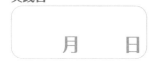
各問の文章の□内には、同じ読みで意味が異なる二字熟語が2つ並んでいます。前後の文脈からどちらの二字熟語が適切かを考えて、適切なほうを〇で囲んでください。

❶ 便座の 音頭・温度 ランプが消えている。

❷ 激しい 攻防・工房 戦が続いている。

❸ 人間は 太鼓・太古 から犬と生活をしていた。

❹ 至急・支給 された歯ブラシを使う。

❺ 私の友人はサッカーが 特異・得意 だ。

❻ 老人会でサンタの格好に 変装・変相 する。

❼ ラジオの 公会・公開 収録に参加する。

❽ 書類に家族の 生年・成年 月日を書く。

❾ 必至・必死 に探した貴重なレコード。

❿ 今日は歌舞伎の 千秋・泉州 楽だ。

⓫ 信実・真実 はいつもひとつだ。

⓬ 横浜から遊覧船が 出港・出向 する。

⓭ 領収書を全て 精算・清算 する。

⓮ 経営の 実態・実体 が明らかになる。

解答 ①温度、②攻防、③太古、④支給、⑤得意、⑥変装、⑦公開、⑧生年、⑨必死、⑩千秋、⑪真実、⑫出港、⑬精算、⑭実態

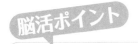

脳活ポイント
側頭葉が刺激され想起力を磨く！

文脈から正しい二字熟語を推測するので、言語理解を担う側頭葉が大いに刺激されます。また、熟語を思い出すことにより、想起力と思考力も磨かれる効果が期待できます。

目標時間

50代まで	60代	70代以上
15分	25分	30分

正答数　　　　　かかった時間

／28問　　　　分

⑮ 嗜好・指向 品に使う
お金を節約する。

⑯ 気性・気象 庁が明日
の天気を発表した。

⑰ 今日は将棋の名人と
対局・対極 する。

⑱ 等値・倒置 法を
使った巧みな文章。

⑲ 線香・閃光 花火を
して楽しんだ。

⑳ 彼の仕事は刑務所の
看守・看取 だ。

㉑ 正統・正当 防衛が
認められた事件。

㉒ 合掌・合唱 コンクー
ルの課題曲を決める。

㉓ 噂の社長 礼譲・令嬢
をバーで見かける。

㉔ 裁判では 失効・執行
猶予4年の判決が出た。

㉕ 創造・想像 も
つかない展開だった。

㉖ 細心・最深 の注意を
払って取り扱う。

㉗ 正三角形の 提議・
定義 について学ぶ。

㉘ 本に書いてある理論を
実戦・実践 する。

漢字仲間はずれ

実践日

月　日

難易度 ❹ ★★★★☆

各問の7つの漢字のうち、6つの漢字を使って、二字熟語のしりとりを作ります。できた二字熟語の右側の漢字が次の左側の漢字になります。この二字熟語しりとりで使わなかった漢字を解答欄に入れてください。

❶ 事 治 血 冷 止 行 静

冷 ▶ 　 ▶ 　 ▶ 　

　 ▶ 　 答え 　

❺ 両 青 車 立 黄 空 場

　 ▶ 車 ▶ 　

　 ▶ 　 答え 　

❷ 線 面 銅 路 会 束 釈

銅 ▶ 　 ▶ 　 ▶ 　

　 ▶ 　 答え 　

❻ 名 煮 全 称 部 万 署

　 ▶ 部 ▶ 　

　 ▶ 　 答え 　

❸ 過 女 経 密 謝 約 神

女 ▶ 　 ▶ 　 ▶ 　

　 ▶ 　 答え 　

❼ 食 論 国 香 間 外 土

　 ▶ 国 ▶ 　

　 ▶ 　 答え 　

❹ 速 注 高 玉 銀 目 座

注 ▶ 　 ▶ 　 ▶ 　

　 ▶ 　 答え 　

❽ 原 調 本 解 体 磁 理

　 ▶ 体 ▶ 　

　 ▶ 　 答え

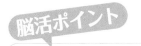

言語中枢を格段に磨く!

熟語をしりとりのようにつなげて並べることで、言語中枢である側頭葉を活性化させます。また、認知力や想起力、思考力、情報処理力も大いに磨かれると考えられます。

⑨ 晴 臓 使 心 漢 用 天

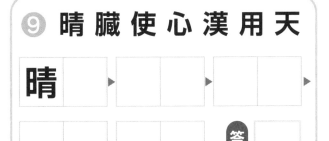

晴 ▶ 　 ▶ 　 ▶

　 ▶ 　 答え 　

⑩ 球 人 地 負 子 団 生

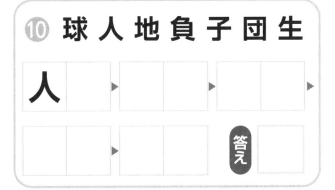

人 ▶ 　 ▶ 　 ▶

　 ▶ 　 答え 　

⑪ 花 日 透 計 明 時 算

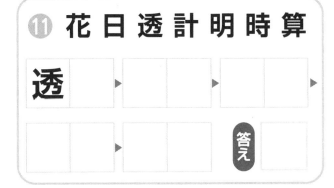

透 ▶ 　 ▶ 　 ▶

　 ▶ 　 答え 　

⑫ 面 産 半 成 談 後 紙

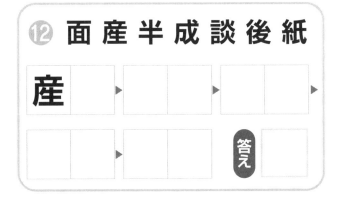

産 ▶ 　 ▶ 　 ▶

　 ▶ 　 答え 　

⑬ 到 落 着 下 選 宿 脱

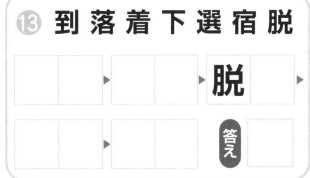

　 ▶ 　 ▶ 脱 ▶

　 ▶ 　 答え 　

⑭ 門 習 発 学 針 出 見

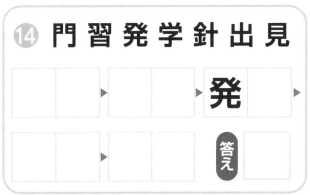

　 ▶ 　 ▶ 発 ▶

　 ▶ 　 答え 　

⑮ 車 手 道 納 相 口 場

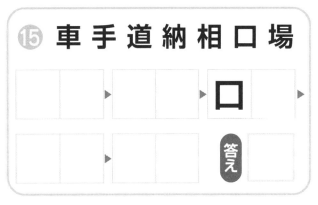

　 ▶ 　 ▶ 口 ▶

　 ▶ 　 答え 　

⑯ 失 原 語 正 消 言 解

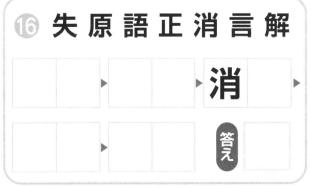

　 ▶ 　 ▶ 消 ▶

　 ▶ 　 答え 　

解答 ⑨漢字→字天→天使→使用→用心→心臓(漢晴)、⑩人生→生子→子負→負地→地球(人生)、⑪花日→日時→時計→計算→算明→明透(花日時)、⑫産後→後半→半成→成談→談話→話面(産後)、⑬宿選→選下→下落→落着→着到→到脱(宿選下)、⑭門出→出発→発見→見習→習学→学針(門出発)、⑮相手→手道→道場→場口→口車→車納(相手手)、⑯原語→語解→解消→消正→正言→言失(原語)

71

熟語1/4ピース

実践日

月　日

難易度 ❸ ★★★☆☆

三字熟語、または四字熟語を構成する漢字が、それぞれ4分の1ヵ所、もしくは4分の1×2ヵ所しか表示されていません。正しくは何の漢字かをリストから1つずつ選び、マスに書き入れてください。

①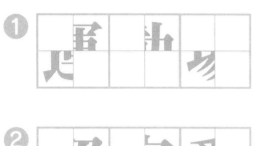

②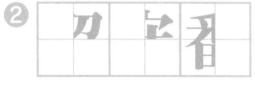

③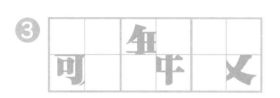

④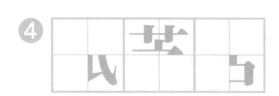

⑤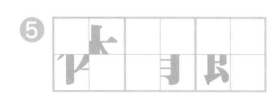

⑥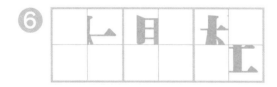

⑦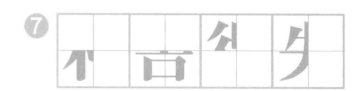

⑧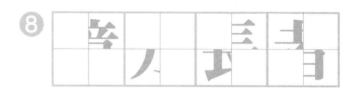

⑨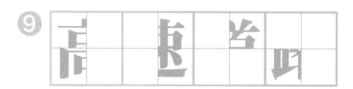

⑩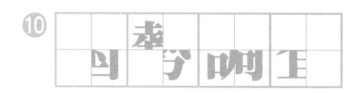

⑪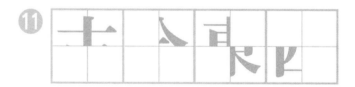

⑫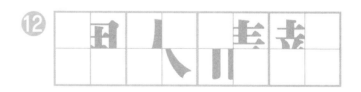

1回ずつ、すべての漢字を用います

リスト ①〜⑫の

留 失 高 館 人 紙 得 報 柱 路 西 居 場 情
舞 大 運 今 歌 利 守 古 速 長 国 体 査 害
育 勢 万 芝 調 黒 道 億 伎 動 東 個 者 番

解答　①運転者、②居合道、③利害得失、④紙芝居、⑤体育館、⑥失火報知、⑦西高東低、⑧億万長者、⑨歌舞伎、⑩国勢調査、⑪守旧速度、⑫個人情報

直感力や思考力を強化！

4分の1、あるいは4分の2しか表示されていない漢字全体を推理することで直感力や発想力が鍛えられます。さらに、三字熟語・四字熟語を作るさいに思考力や想起力が養われます。

目標時間

50代まで	60代	70代以上
15分	25分	30分

正答数　　　　　　　　かかった時間

／24問　　　　分

⑬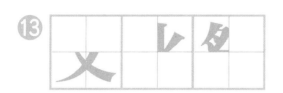

⑭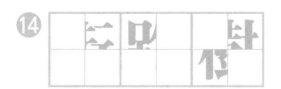

⑮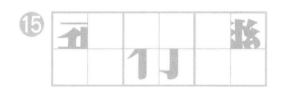

⑯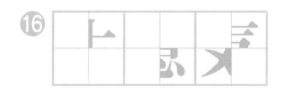

⑰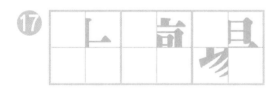

⑱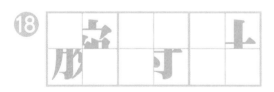

⑲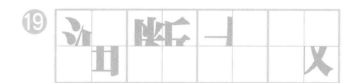

⑳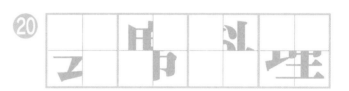

㉑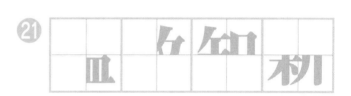

㉒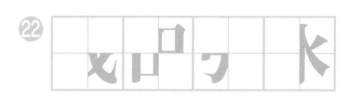

㉓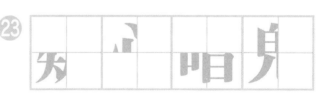

㉔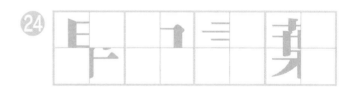

1回ずつ、すべての漢字を用います

⑬〜㉔のリスト

断 化 行 引 樹 新 心 壇 口 文 水 大 知 葉
街 我 故 生 理 腕 祭 料 時 意 暗 場 飛 計
鬼 席 気 早 土 疑 油 言 田 路 機 会 敵 温

73

漢字しりとり迷路

実践日

月 日

難易度 5 ★★★★★

各問、スタートからゴールまで縦マスと横マスのみ動いて熟語（二字・三字・四字）を拾いながら漢字でしりとりをします。そしてスタートからゴールまで熟語をいくつたどったか数字を書き入れてください。

1 ゴール ← / 1 スタート ←

庭	坂	勤	兆	言	助	援	妹	推	幾	隙
校	童	考	時	明	室	声	果	失	乳	間
属	付	来	逆	細	道	裏	汽	器	林	風
可	番	頭	力	腕	寄	炉	囲	雲	火	気
裁	門	状	仕	章	席	技	範	羊	山	寺
引	名	変	事	兵	習	悸	動	行	奉	社
村	仮	体	才	夫	己	拾	遺	修	庫	員

① スタートからゴールまで熟語は何個あった？ ☐ 個

2 ゴール ← / 2 スタート ←

争	然	久	活	宮	配	注	国	複	編	狭
戦	理	観	府	印	登	雑	日	局	虫	間
改	代	時	参	町	材	木	金	康	油	髪
請	表	器	石	仏	檜	林	夢	湯	脂	価
進	音	信	柱	盛	酒	雨	帯	熱	質	屋
賃	弓	電	験	内	場	連	景	足	問	形
星	層	弔	慶	弁	所	点	似	寒	頭	船

② スタートからゴールまで熟語は何個あった？ ☐ 個

注意力と集中力を鍛える

スタートからゴールまで熟語を探してたどる注意力・判断力・集中力の強化が期待できます。また、各問最後にある熟語の数を答える問題は、記憶力の向上に役立ちます。

目標時間

50代まで	60代	70代以上
15分	25分	35分

正答数　　　　　　　かかった時間

／4問　　　分

生	府	属	刀	料	文	鏡	銅	分	童	神
校	高	所	療	賛	字	体	聞	半	話	業
為	来	終	診	利	画	得	意	先	手	必
行	出	退	健	期	定	策	音	子	玉	勝
進	発	衰	盛	枯	栄	非	雪	口	傷	負
唱	資	転	葉	植	見	会	雲	述	章	鉄
野	拾	追	困	夕	令	者	記	筆	図	密

← ③ ゴール

③ スタート

③ **スタートからゴールまで熟語は何個あった？**　□　個

人	豆	卵	群	厚	意	機	買	負	勝	連
美	下	月	居	手	転	運	券	債	手	衣
操	安	文	少	紙	灯	点	争	競	腕	前
体	説	明	春	芝	動	食	草	徒	基	景
記	善	性	炭	居	物	塩	民	生	鉛	色
筆	達	配	心	寺	見	湖	住	先	筆	専
寸	暇	貸	里	山	遊	徳	活	花	紙	臓

← ④ ゴール

④ スタート

④ **スタートからゴールまで熟語は何個あった？**　□　個

ひらがな結び

実践日　　月　　日

難易度 ❸ ★★★☆☆

マスの中にあるひらがなだけを拾って並べ替え、ヒントに見合う言葉を作りましょう。解答欄には、漢字でその言葉を書いてください。漢字の文字数はマスの数と一致します。答えが2つの問題もあります。

① ヒント
印鑑

ゴ	く	ク	テ
ゴ	テ	ゅ	ガ
し	タ	パ	イ
レ	ヤ	ノ	に

答え □ □

② ヒント
総理大臣

し	ユ	げ	メ
ナ	ン	マ	オ
ガ	だ	ニ	よ
る	モ	し	キ

答え □ □ □

③ ヒント
コロナ対策

キ	ノ	ネ	ん
き	ア	き	ス
ケ	じ	ヲ	シ
え	ル	イ	ょ

答え □ □ □

④ ヒント
体の部位

ム	び	ワ	ユ
み	チ	な	ケ
ネ	ワ	コ	ゆ
か	ゼ	ル	み

答え □ □ □

⑤ ヒント
果物

う	ア	も	チ
ツ	サ	ノ	な
も	セ	よ	コ
ヨ	し	エ	ブ

答え □ □

⑥ ヒント
県庁所在地

な	タ	わ	つ
イ	ま	ナ	ゲ
シ	ピ	ざ	ス
え	エ	ウ	か

答え □ □ □

⑦ ヒント
和菓子

ド	ノ	な	ケ
い	プ	ル	だ
ビ	シ	ラ	ア
シ	く	サ	も
か	ヌ	ミ	ふ

答え □ □ □ □

⑧ ヒント
役職

ち	ウ	シ	し
レ	ん	ショ	モ
ゃ	ソ	ム	ゅ
チ	マ	し	お
ゴ	に	ル	う

答え □ □ □ □

⑨ ヒント
図形

い	く	オ	ザ
キ	ハ	ろ	い
け	イ	い	ビ
ラ	だ	ア	け
っ	ー	ー	ス

答え □ □ □ □

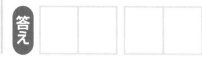

解答
⑥金沢・松江　⑦大福・最中　⑧主任・社長　⑨台形・六角形
①朱肉　②岸田文雄　③消毒・換気　④耳・中指　⑤桃・梨

認知力強化にすごく役立つ！

マスの中からひらがなを見つけて拾い出し、それを並べ替え、漢字に変換して書くという3つの課題をこなすため、認知力の強化にすごく役立つと考えられます。

目標時間

50代まで	60代	70代以上
10分	15分	20分

正答数 ＿＿＿　　　かかった時間 ＿＿＿

／18問　　　分

---

⑩ ヒント
時計

ニ	コ	う	シ
び	セ	ア	ん
キ	し	チ	ズ
ヤ	ネ	コ	ょ

答え □□□

---

⑪ ヒント
日本の交渉

い	キ	ょ	モ
ジ	ゾ	イ	が
コ	し	オ	む
メ	ム	う	ア

答え □□□□

---

⑫ ヒント
茶人

ゅ	エ	ん	キ
サ	キ	ハ	オ
り	ケ	き	ユ
ウ	せ		う

答え □□□

---

⑬ ヒント
野菜

こ	ト	フ	ず
コ	セ	だ	リ
み	エ	ぜ	い
ん	ボ	な	メ

答え □□□□

---

⑭ ヒント
都道府県

ん	し	ナ	ご
ル	ヨ	ぐ	キ
か	セ	ケ	リ
レ	ま	ミ	ま

答え □□□□

---

⑮ ヒント
臓器

シ	ザ	だ	ル
ア	か	シ	ち
い	ト	う	う
ぞ	ょ	ス	ん

答え □□□□

---

⑯ ヒント
飲み物

ア	ポ	グ	じ
ぎ	ケ	ゃ	ト
エ	る	ニ	あ
ナ	グ	ヌ	ち
お	ネ	む	カ

答え □□□□□

---

⑰ ヒント
格闘技

う	ア	マ	ら
ズ	ヌ	ズ	ワ
ゅ	か	ン	う
バ	ニ	じ	ケ
ど	エ	て	ン

答え □□□□□

---

⑱ ヒント
12月

ウ	ん	ハ	ヤ
い	ビ	う	ド
ヤ	ぼ	ル	と
テ	マ	ね	モ
う	ラ	じ	か

答え □□□□□

解答 ⑩分針・時計、⑪外交交渉、⑫千利休、⑬大根・水菜、⑭鹿児島・奈良、⑮胆嚢・膵臓、⑯スポーツドリンク、⑰キックボクシング、⑱忘年会・冬至

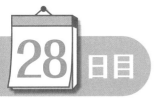

実践日

月　日

難易度❹★★★★☆

各問には、私たちになじみの深い慣用句やことわざ、いいまわしが提示されています。それぞれの意味を考えて、その言葉を表現するにふさわしい二字熟語を4つの中から1つ選び、丸をつけてください。

❶ ぶっちゃけ

洪水	修繕
拡散	本音

❷ 背水の陣

覚悟	避難
盗難	審判

❸ 寝耳に水

病弱	返信
逃避	仰天

❹ 鳥肌が立つ

恐怖	自信
引退	乾燥

❺ 里心がつく

爽快	望郷
希望	喪失

❻ バズる

激情	迷惑
騒音	注目

❼ 反りが合う

共感	怨恨
待機	延命

❽ 手塩に掛ける

憎悪	愛情
悲哀	苦労

❾ 音を上げる

降参	歓喜
暴騰	謙遜

❿ 片腹痛い

解散	延期
鈍痛	笑止

⓫ 舌鼓を打つ

美味	拍子
的中	残念

⓬ イヌの遠ぼえ

丁寧	尊敬
悲哀	陰口

（解答）❶本音、❷覚悟、❸仰天、❹恐怖、❺望郷、❻注目、❼共感、❽愛情、❾降参、❿笑止、⓫美味、⓬陰口

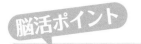 脳活ポイント

日本語の奥深さを再確認！

　なじみの深い慣用句やことわざ、いいまわしの持つさまざまな表現にふれて、日本語の奥深さを再確認できるドリルです。直感力や判断力、語彙力を磨く効果が見込めます。

 目標時間

50代まで	60代	70代以上
15分	20分	25分

正答数　　　　　　かかった時間

／24問　　　分

⑬ ほおをふくらませる

満腹	立腹
呼吸	空咳

⑭ 胸のつかえが下りる

解決	潔白
即断	上昇

⑮ 鼻持ちならない

賛成	尊敬
不快	怠惰

⑯ のどから手が出る

吐気	損得
無謀	欲望

⑰ 貧者の一灯

博打	照明
逆転	真心

⑱ 不覚を取る

失敗	熟睡
決定	優勝

⑲ 相好をくずす

貯金	体調
均衡	笑顔

⑳ 眉をくもらせる

渋面	愛想
苦笑	眼力

㉑ おかんむり

荘厳	収賄
頭上	憤怒

㉒ 尻の穴が小さい

狭量	男前
器用	便秘

㉓ 鼻っ柱が強い

強欲	尊大
勝気	貧相

㉔ 腹の皮がよじれる

激痛	爆笑
腹痛	小心

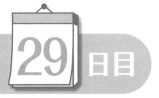

二字熟語クロス

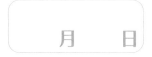

実践日

月　日

下のリストから、上下左右にある漢字と組み合わせて二字熟語を４つ作れる漢字を選び、中央のマスに記入します。ページごとに16問すべて解いたら、リストに残った４字の漢字から四字熟語を作ってください。

難易度❹★★★★☆

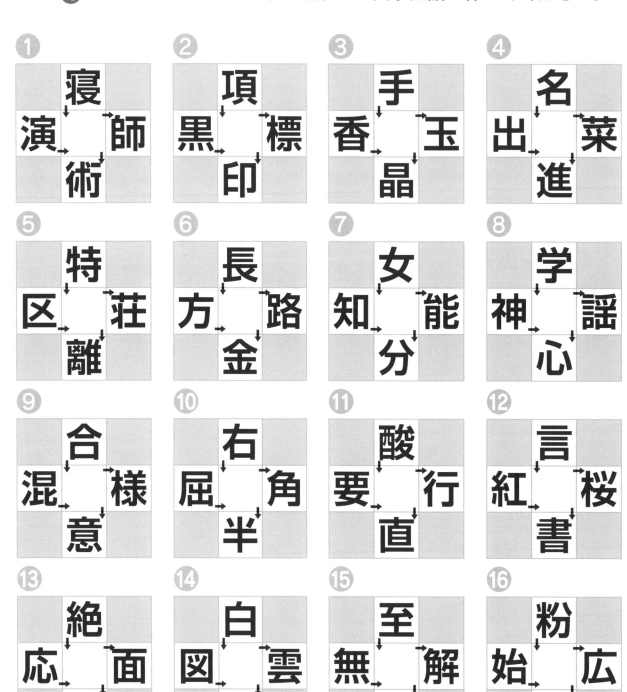

①
寝／演□師／術

②
項／黒□標／印

③
手／香□玉／晶

④
名／出□菜／進

⑤
特／区□荘／離

⑥
長／方□路／金

⑦
女／知□能／分

⑧
学／神□謡／心

⑨
合／混□様／意

⑩
右／屈□角／半

⑪
酸／要□行／直

⑫
言／紅□桜／書

⑬
絶／応□面／等

⑭
白／図□雲／座

⑮
至／無□解／点

⑯
粉／始□広／尾

リスト ①〜⑯の
器　技　針　水　性　成　星
折　前　素　対　大　同　童
難　晩　別　末　目　葉

⑰ 四字熟語の答え

答え □□□□

思考力と想起力を磨く！

4つの二字熟語に共通する漢字を探すのに必要な思考力や想像力・洞察力や、漢字を思い出す想起力が養われると考えられます。また、漢字力や語彙力を向上させる効果も期待できるでしょう。

目標時間

50代まで	60代	70代以上
25分	35分	45分

正答数　　　　　　　かかった時間

／34問　　　分

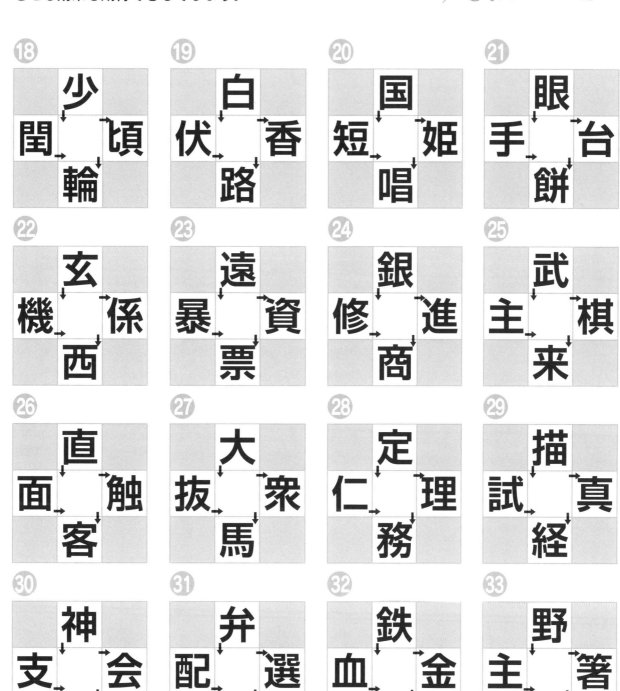

⑱
少
聞　頃
輪

⑲
白
伏　香
路

⑳
国
短　姫
唱

㉑
眼
手　台
餅

㉒
玄
機　係
西

㉓
遠
暴　資
票

㉔
銀
修　進
商

㉕
武
主　棋
来

㉖
直
面　触
客

㉗
大
抜　衆
馬

㉘
定
仁　理
務

㉙
描
試　真
経

㉚
神
支　会
交

㉛
弁
配　選
番

㉜
鉄
血　金
肉

㉝
野
主　箸
種

⑱～㉝のリスト

行　歌　風　関　義　鏡　筋
群　菜　写　社　順　将　接
線　満　投　当　年　帆

㉞ 四字熟語の答え

答え

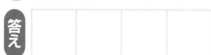

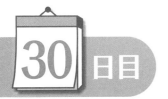
熟語ルーレット

中央の漢字とその周囲のひらがなを組み合わせて言葉を作り、漢字で答えてください。漢字が使われる場所は各問で違いますが、ひらがなは時計回りに読みます。解答が小文字でも大文字で表記されています。

①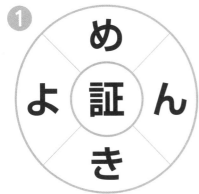

め
よ　証　ん
き

答え ☐ ☐ 証 ☐

②

ん
に　張　ほ
ん

答え 張 ☐ ☐ ☐

③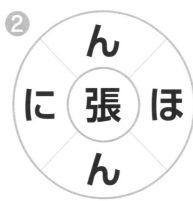

ぜ
う　調　つ
こ

答え ☐ ☐ 調 ☐

④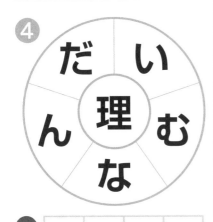

だ　い
だん　理　む
　　な

答え ☐ ☐ ☐ ☐ ☐

⑤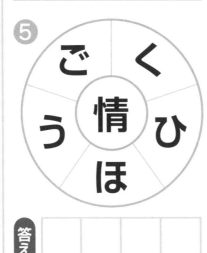

ご　く
う　情　ひ
　　ほ

答え ☐ ☐ ☐ ☐ ☐

⑥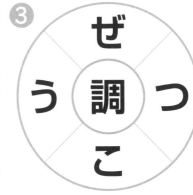

か　い
せ　遺　さ
　　ん

答え ☐ ☐ ☐ ☐ ☐

⑦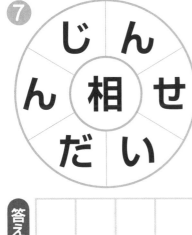

じ　ん
ん　相　せ
だ　い

答え ☐ ☐ ☐ ☐

⑧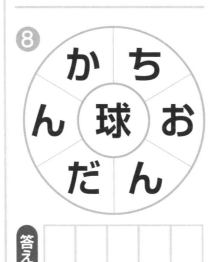

か　ち
ん　球　お
だ　ん

答え ☐ ☐ ☐ ☐

⑨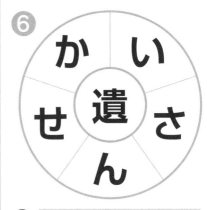

さん
さん　拍　な
さ　し　な

答え ☐ ☐ ☐ ☐ ☐

空間認識力がアップ！

漢字とひらがなを組み合わせて言葉を作るさいに、思考力と発想力が養われます。また、言葉ができるように区切りを考えていく必要があるので、空間認識力のアップに役立ちます。

目標時間

50代まで	60代	70代以上
10分	15分	20分

正答数　　　　　　かかった時間

／18問　　　分

⑩
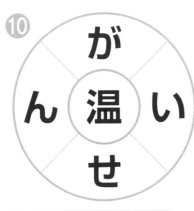
が・ん・温・い・せ

答え　温｜　｜　

⑪
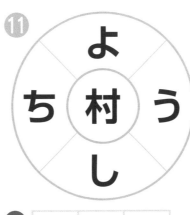
よ・ち・村・う・し

答え　｜村｜　

⑫
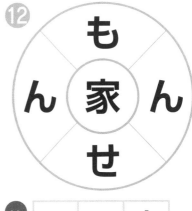
も・ん・家・ん・せ

答え　｜家｜　

⑬
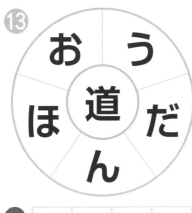
お・う・ほ・道・だ・ん

答え　｜　｜　｜　

⑭
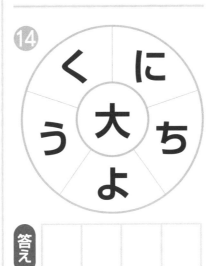
く・に・う・大・ち・よ

答え　｜　｜　｜　

⑮
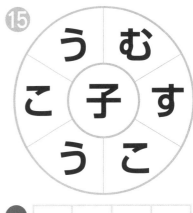
う・む・こ・子・す・う・こ

答え　｜　｜　｜　

⑯
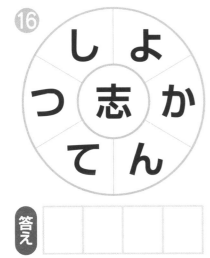
し・よ・つ・志・か・てん

答え　｜　｜　｜　

⑰
さ・わ・ぶ・栄・い・し・ち

答え　｜　｜　｜　

⑱
ろ・う・た・二・い・め・ひ・ち

答え　｜　｜　｜

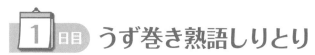

漢字脳活ひらめきパズル❺ 解答

1日目 うず巻き熟語しりとり

❶

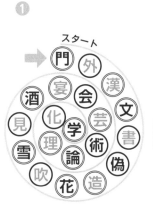

門外漢→漢文→文書偽造→
造花→花吹雪→雪見酒→
酒宴→宴会芸→芸術論→
論理→理化学

❷

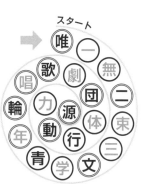

唯一無二→二束三文→
文学青年→年輪→輪唱→
唱歌→歌劇団→団体行動→
動力源

❸

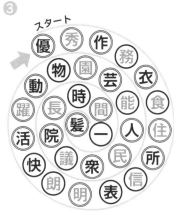

優秀→秀作→作務衣→衣食住→
住所→所信表明→明朗快活→
活躍→躍動→動物園→園芸→
芸能人→人民→民衆→衆議院→
院長→長時間→間一髪

❹

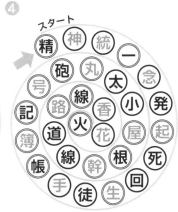

精神統一→一念発起→
起死回生→生徒手帳→帳簿→
簿記→記号→号砲→砲丸→
丸太小屋→屋根→根幹→
幹線道路→路線→線香花火

❺

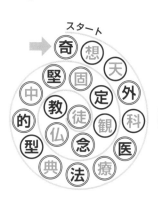

奇想天外→外科医→医療→
療法→法典→典型的→
的中→中堅→堅固→
固定観念→念仏→仏教徒

❻

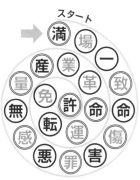

満場一致→致命傷→
傷害罪→罪悪感→感無量→
量産→産業革命→命運→
運転免許

❼

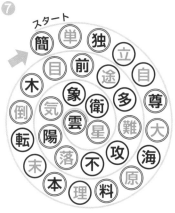

簡単→単独→独立自尊→尊大→
大海原→原料→料理本→
本末転倒→倒木→木目→目前→
前途多難→難攻不落→落陽→
陽気→気象衛星→星雲

❽

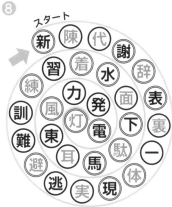

新陳代謝→謝辞→辞表→
表裏一体→体現→現実逃避→
避難訓練→練習着→着水→
水面下→下駄→駄馬→
馬耳東風→風力発電→電灯

6日目 漢字スケルトン

❶ 射的

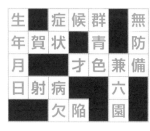

❷ 衣装

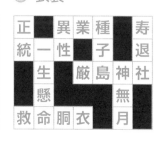

❸ 下宿生

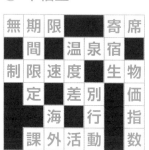

❹ 存在

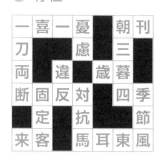

84

その他のドリルの解答は各ページの下欄に記載しています。

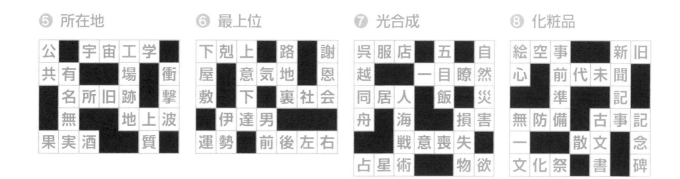

❺ 所在地　　❻ 最上位　　❼ 光合成　　❽ 化粧品

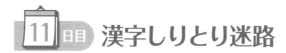

11日目　漢字しりとり迷路

※一部の三字熟語と四字熟語は、二字熟語2つに分解できるため、
　正解個数が複数の問題があります。

❶

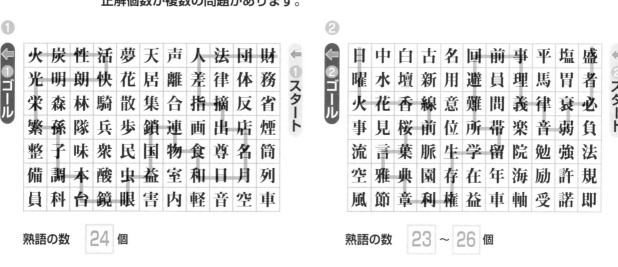

熟語の数　24 個

❷

熟語の数　23 ～ 26 個

❸

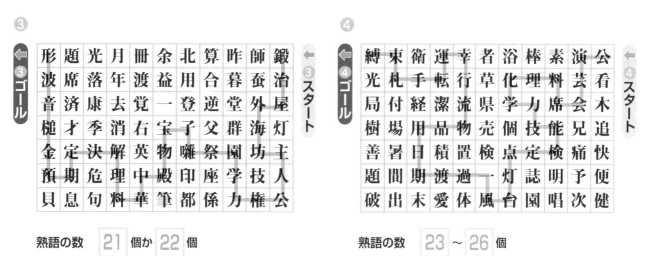

熟語の数　21 個か 22 個

❹

熟語の数　23 ～ 26 個

漢字脳活ひらめきパズル❺ 解答

❶
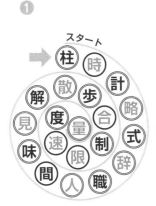

柱時計→計略→略式→
式辞→辞職→職人→
人間味→味見→見解→
解散→散歩→歩合制→
制限速度→度量

❷
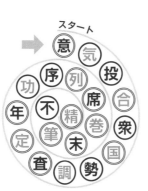

意気投合→合衆国→
国勢調査→査定→定年→
年功序列→列席→席巻→
巻末→末筆→筆不精

❸
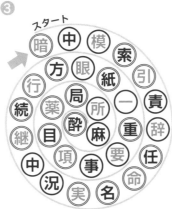

暗中模索→索引→引責辞任→
任命→命名→名実→実況中継→
継続→続行→行方→方眼紙→
紙一重→重要事項→項目→
目薬→薬局→局所麻酔

❹
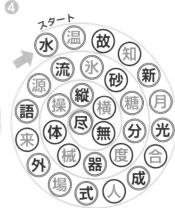

水温→温故知新→新月→月光→
光合成→成人式→式場→場外→
外来語→語源→源流→流氷→
氷砂糖→糖分→分度器→
器械体操→操縦→縦横無尽

❺
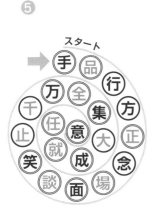

手品→品行方正→正念場→
場面→面談→談笑→
笑止千万→万全→全集→
集大成→成就→就任→任意

❻
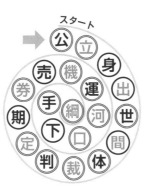

公立→立身出世→世間体→
体裁→裁判→判定→
定期券→券売機→機運→
運河→河口→口下手→手綱

❼
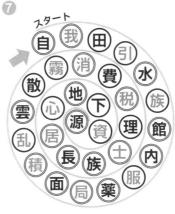

自我→我田引水→水族館→
館内→内服薬→薬局→局面→
面積→積乱雲→雲散霧消→
消費税→税理士→士族→族長→
長居→居心地→地下資源

❽
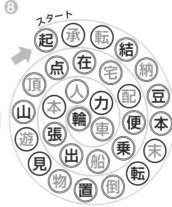

起承転結→結納→納豆→豆本→
本末転倒→倒置→置物→
物見遊山→山頂→頂点→点在→
在宅→宅配便→便乗→乗船→
船出→出張→張本人→人力車→
車輪

❶ 水面下
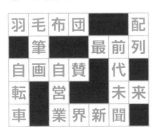

❷ 真夜中
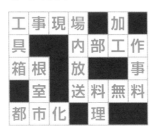

❸ 百名山
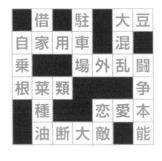

❹ 絵葉書
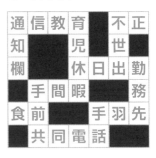

その他のドリルの解答は各ページの下欄に記載しています。

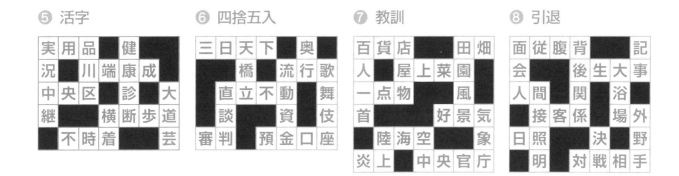

⑤ 活字　⑥ 四捨五入　⑦ 教訓　⑧ 引退

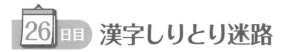

26日目　漢字しりとり迷路

※一部の三字熟語と四字熟語は、二字熟語2つに分解できるため、
　正解個数が複数の問題があります。

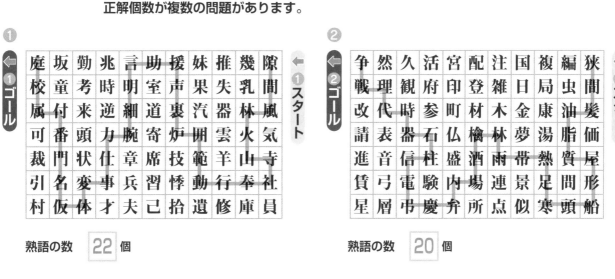

❶
熟語の数　22　個

❷
熟語の数　20　個

❸
熟語の数　21　個

❹
熟語の数　19〜21　個

バックナンバーのご案内　※以下続刊。

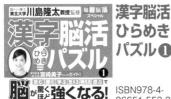

漢字脳活ひらめきパズル❶
ISBN978-4-86651-553-3

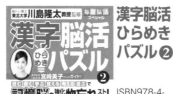
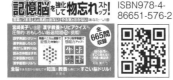

漢字脳活ひらめきパズル❷
ISBN978-4-86651-576-2

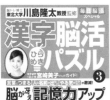

漢字脳活ひらめきパズル❸
ISBN978-4-86651-587-8

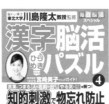

漢字脳活ひらめきパズル❹
ISBN978-4-86651-591-5

● ご注文方法

お近くに書店がない方はお電話でご注文ください。

◆ 通話料無料 ◆
0120-966-081
（9：30 ～ 18：00　日・祝・年末年始は除く）

「『漢字脳活パズル』〇巻のご注文」とお伝えください。

漢字脳活パズル1～4巻　定価各1,375円
（本体1,250円+税10%）

● お支払い方法：後払い
（コンビニ・郵便局）

● 振込用紙を同封しますので、コンビニエンスストア・郵便局でお支払いください。
● 送料を別途450円（税込）ご負担いただきます。
（送料は変更になる場合がございます）

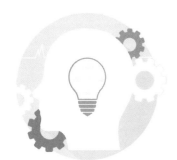

毎日脳活スペシャル
漢字脳活ひらめきパズル❺

2023年2月14日　第1刷発行

編集人	小西伸幸
企画統括	石井弘行　飯塚晃敏
編集	株式会社わかさ出版／谷村明彦
装丁	カラーズ
本文デザイン	石田昌子
写真	石原麻里絵（fort）
イラスト	前田達彦　Adobe Stock
発行人	山本周嗣
発行所	株式会社　文響社
	〒105-0001
	東京都港区虎ノ門2丁目2-5　共同通信会館9階
	ホームページ　https://bunkyosha.com
	お問い合わせ　info@bunkyosha.com
印刷	株式会社　光邦
製本	古宮製本株式会社

©文響社　2023　Printed in Japan
ISBN 978-4-86651-601-1